ずぼらに健康、
やせ体質！

瞬食オートミールダイエット

米化・パン化・
お弁当・デザート
87品！

松田リエ 著
保健師・ダイエット講師

西東社

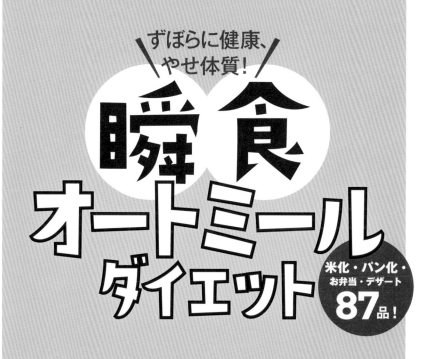

3食食べてマイナス12kg！
最強やせ食事術
瞬食×オートミール！

皆さんはダイエットにおいてもっとも大切なことを知っていますか？それは「やせたければ、きちんと食べること」です。多くの人はダイエットに対して「食べる量を減らすこと」というイメージを持っていると思います。しかし、食べる量を制限してやせられたとしても、それはあくまで一時的なもの。食習慣そのものを変えなければ、せっかくやせた体をキープできません。かつての私も、さまざまなダイエット法を試しては失敗し、何度もリバウンドを繰り返すダイエット難民でした。そんな私が看護師から転職し、予防医療の保健師として多くの人に食事指導を行うなかで気づいたこと。それは、毎日3食食べて、必要な栄養素を摂れば、体の中からやせやすい体質に変われる！という事実でした。

この考え方をベースに考案したのが2000人をダイエット成功に導いた食事術「瞬食ダイエット」です。忙しくても、料理が苦手でも、ずぼらさんでもすぐ始められるから、効果もすぐ実感できますよ。そしてこの瞬食にぴったりの黄金「やせ食材」が、栄養が豊富で低糖質、おまけに調理もラクチンなオートミール！

正しい食材を選び抜き、すぐにやせる体を作る。私自身この方法で12kgの減量に成功し、母となった今も、体重をキープし続けています。

さあ、あなたも健康的に、キレイにやせる体を手に入れましょう！

Before

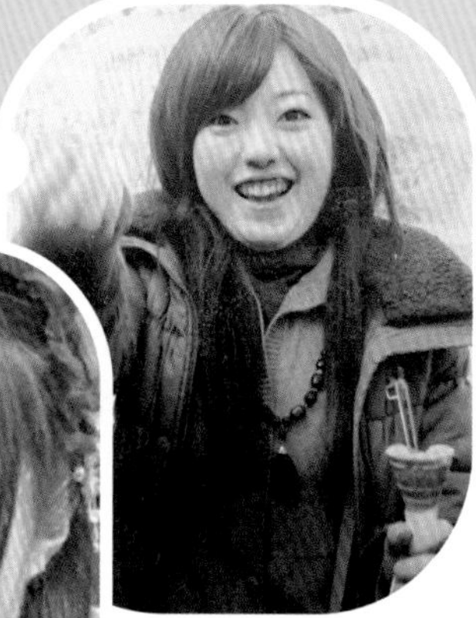

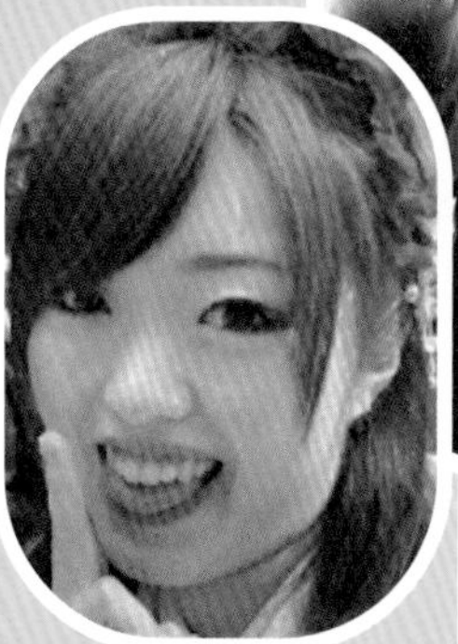

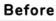

⬆リバウンドを繰り返していた23歳当時

⬅人生最高体重だった卒業式…

体重 **53**kg

体脂肪率 **31**%

-12kg

After

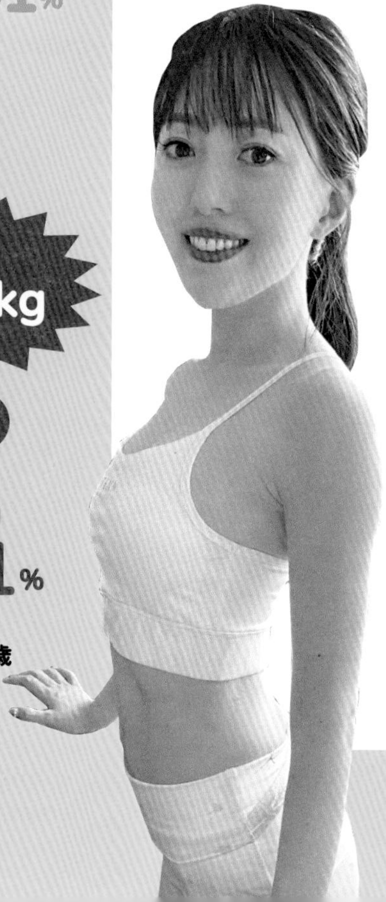

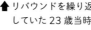

体重 **41**kg

体脂肪率 **21**%

36歳で体内年齢 **18**歳

（身長153cm）

瞬時に作れて
瞬時にやせ体質になる！

**ずぼらでも今すぐできる
瞬食×オートミール
3 STEPの簡単レシピ！**

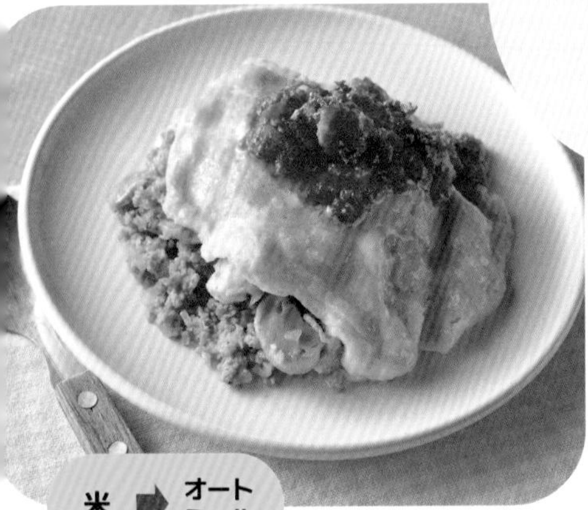

糖質＆カロリーオフの人気主食レシピも！

カレーやオムライスなど、ダイエットでは諦めなきゃいけないと思っていたガッツリごはんも、オートミールならOK！

レンチンだけ、フライパンだけでおかずも即完成！

しっかり主菜でも、もう１品欲しいときの副菜でも、オートミールは大活躍！　ハンバーグなど、定番おかずもヘルシーに変身！

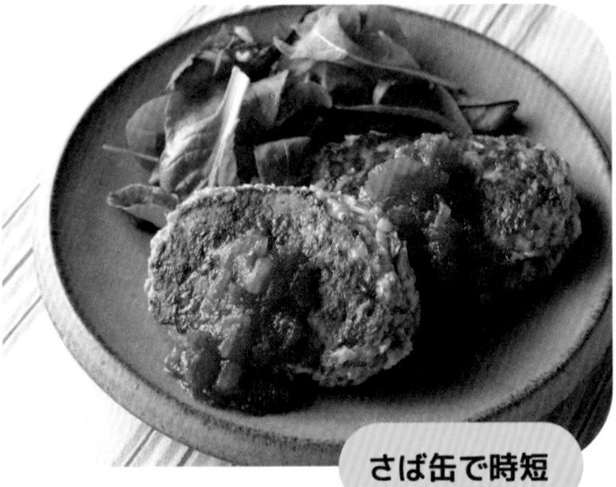

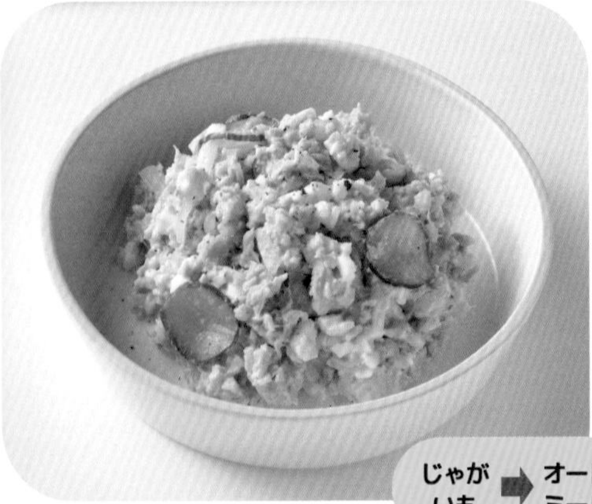

とにかく簡単すぎる！超ずぼら１品レシピも！

遅く帰ってお疲れの日や、時間がない朝、簡単に済ませたいお昼には、あっという間に完成する超クイックレシピが便利。

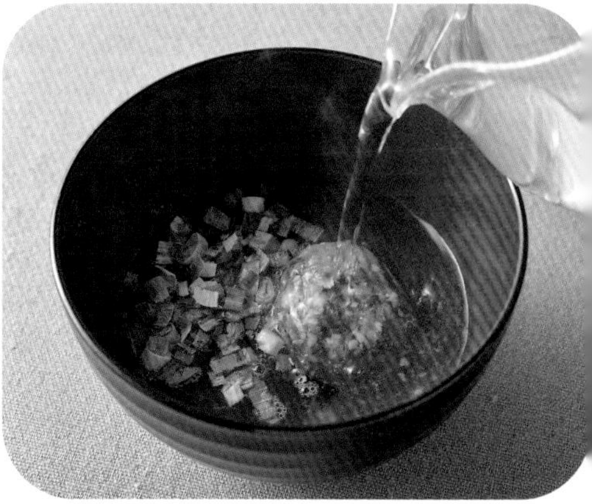

お湯注ぐだけ、レンチンだけ！お手軽汁物レシピも！

食欲のない日や、体温を上げたい朝ごはんには、インスタント並に手軽にできて、栄養もしっかり摂れる汁物を習慣に。

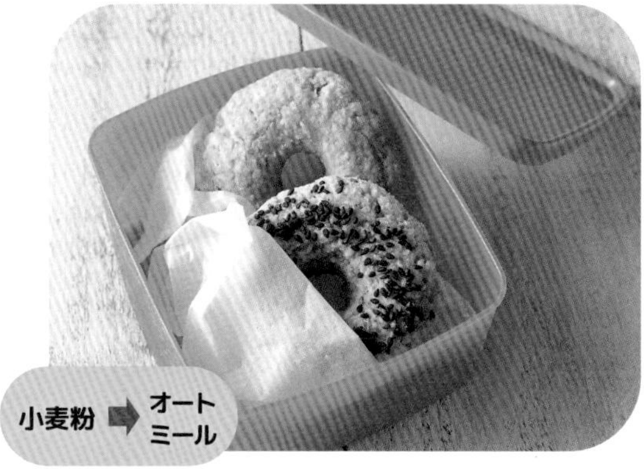

持ち運べてお弁当にも！パン化・おにぎり化のレシピも！

レンチンでできるパンや、オートミールを米化したおにぎりなどお弁当にぴったりのレシピをご紹介。

罪悪感ゼロ！デザート＆ドリンクレシピも！

ダイエット中だって、オートミールなら我慢の必要なし。デザートをおいしく楽しみながら、やせ体質にだってなれます！

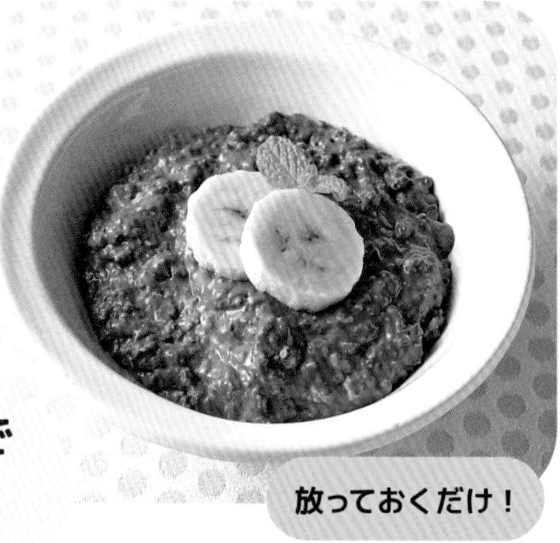

オートミールへの置き換えで時短も叶ううえにやせレシピへ変身！

3ヵ月で

瞬食×オートミールで夫も10kgやせました！

年齢を重ねていくごとに体重が増え、ぽっこりお腹が気になっていた私の夫。毎食オートミールを取り入れた〝瞬食オートミールダイエット〟を3ヵ月続けてもらったところ、驚きの結果をたたき出しました！

体重

57kg

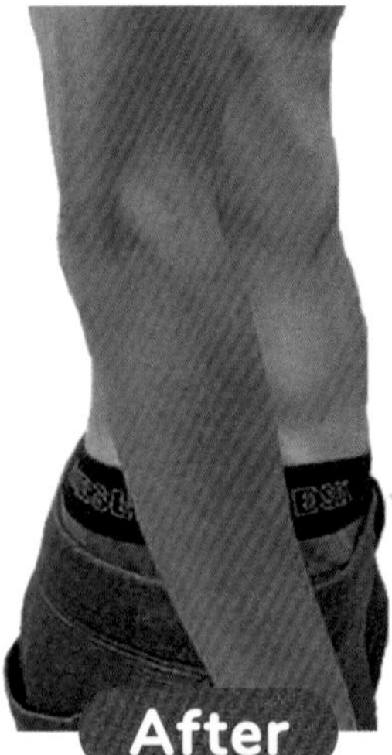

After

スタート時

67kg

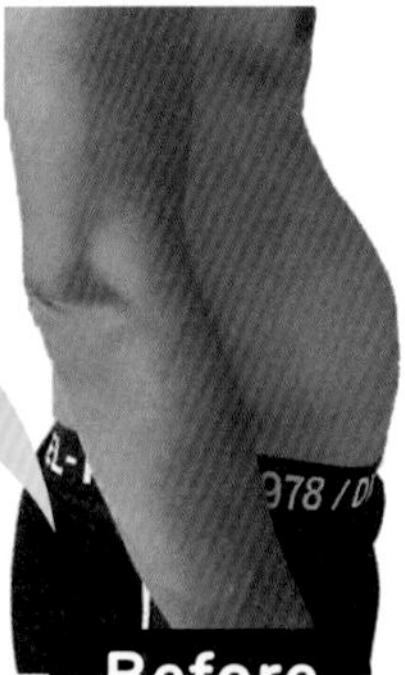

Before

体重 −10kg！

ウエスト −10cm！

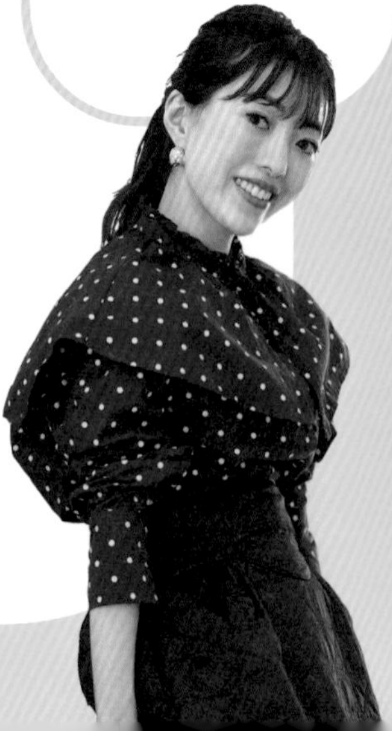

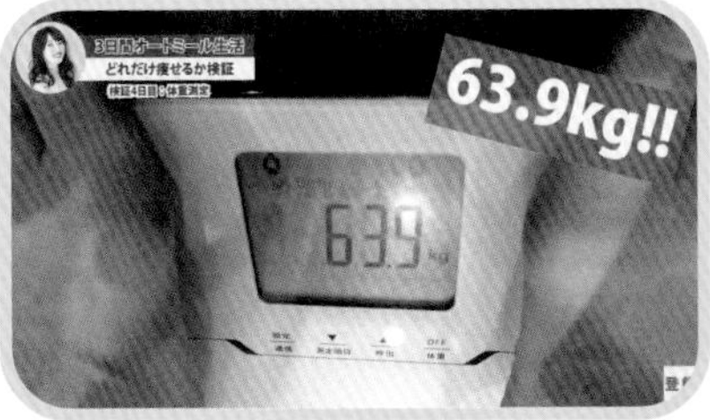
3日間オートミール生活
どれだけ痩せるか検証
検証4日目：体重測定
63.9kg!!

なんとたったの３日で、マイナス3kg ！

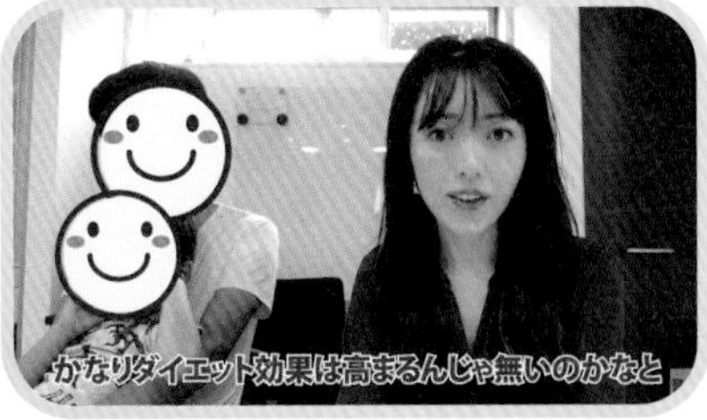
かなりダイエット効果は高まるんじゃ無いのかなと

夫のダイエットチャレンジを息子も応援！

まず、ご覧いただきたいのは左上の体重計。これは、夫が１日３食オートミールダイエットを始めてたった３日目の写真。運動もせず、３食おいしく食べていただけで、なんとマイナス３kgに！ぽっこりお腹も引き締まり、超速で体が変化していきました。

その後も、朝・夕は瞬食×オートミールを意識した食事をしていたものの、昼は好きなものを食べ、時には会食でごちそうを食べることも。そんな「ゆるダイエット」なのに、３カ月後にはさらに驚きのマイナス10kg、ウエストマイナス10cmを達成！　まるで別人のような変貌を遂げたのです。

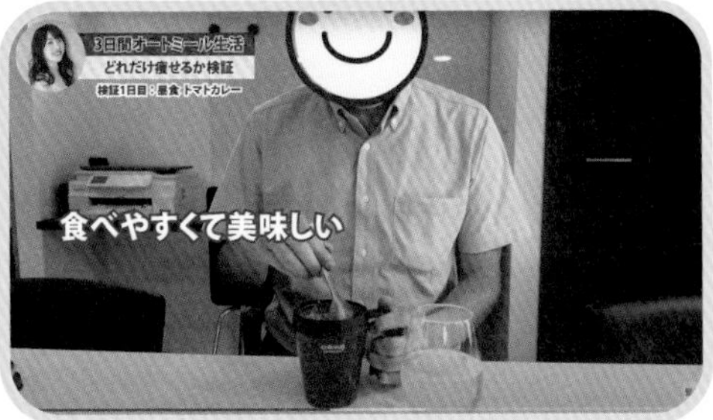
3日間オートミール生活
どれだけ痩せるか検証
検証1日目：昼食 トマトカレー
食べやすくて美味しい

年齢 43 歳
身長 178㎝
体重 67g

ジャーに入れて持ち運べるスープカレーに大満足！
（「和風スープカレー」→ P.134）

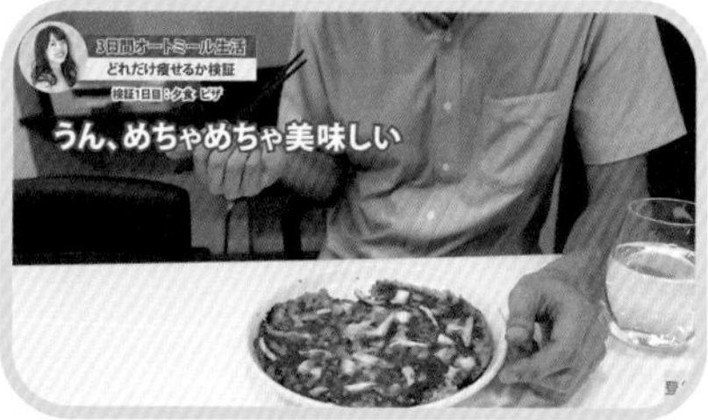
3日間オートミール生活
どれだけ痩せるか検証
検証1日目：夕食 ピザ
うん、めちゃめちゃ美味しい

オートミールならダイエット中にピザも
（「ツナとトマトのピザ」→ P.74）

瞬食×オートミールダイエットは難しいこと一切なし。すぐに実践できて手軽なうえ、おいしく続けやすいので、自然にやせていくことが特徴。私自身も最近出産で体重が増えたのですが、瞬食オートミールダイエットを実践し、産後の減量に成功しました。

瞬食×オートミールは、ダイエット効果を加速させる、最強の食事術なのです！

15年ぶりに
20代の頃の体重に戻れて
若返った気分です！（夫・談）

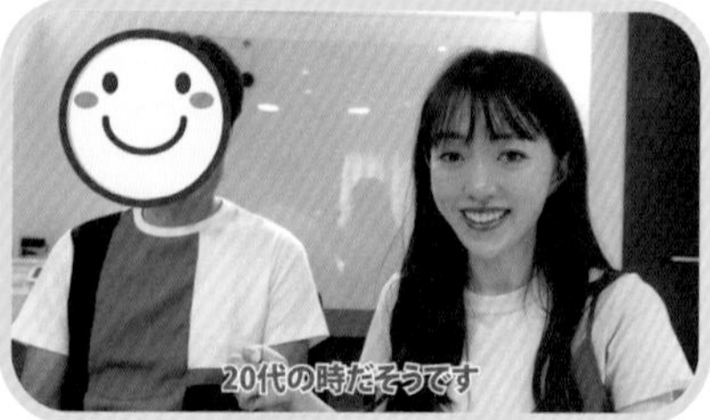
20代の時だそうです

\\ さらに // 感激の声続々！

瞬食×オートミールに 1カ月 チャレンジ！

本書で紹介する瞬食オートミールダイエットに挑戦し、
見事成功したお２人をご紹介！
１日１食をオートミールレシピに置き換えただけの
ゆる〜いダイエットなのに、その結果は……！?

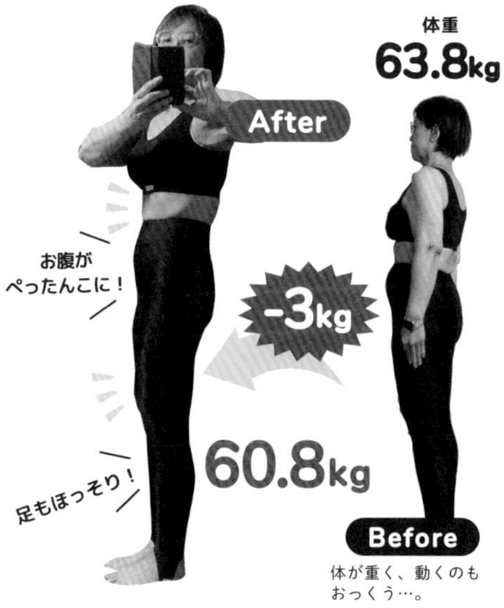

体重
63.8kg
After
お腹が
ぺったんこに！
-3kg
60.8kg
足もほっそり！
Before
体が重く、動くのも
おっくう…。

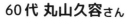

60代 丸山久容さん

長年の悩みが解消！ お腹がぺったんこに!!

我慢もなく、簡単なので楽しみながらできました！ 体重がこんなにサクサク減るのは初めてで驚いています！　そして何よりお腹が「ぺったんこ」になったことが嬉しいです！

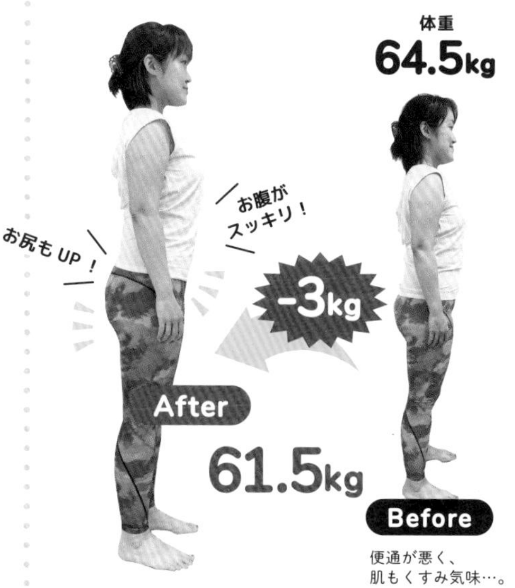

体重
64.5kg
お腹が
スッキリ！
お尻も UP！
-3kg
After
61.5kg
Before
便通が悪く、
肌もくすみ気味…。

30代 山本美穂さん

お通じが良くなり、肌の調子もすこぶる良し!!

昼食のみ瞬食×オートミールに。レンジですぐできる簡単レシピなのに、主食からスイーツまで作れて感動！　お通じも良くなり、ずっと調子の悪かったお肌がツヤツヤになりました。

※個人の感想であり、効果の保証をするものではありません。

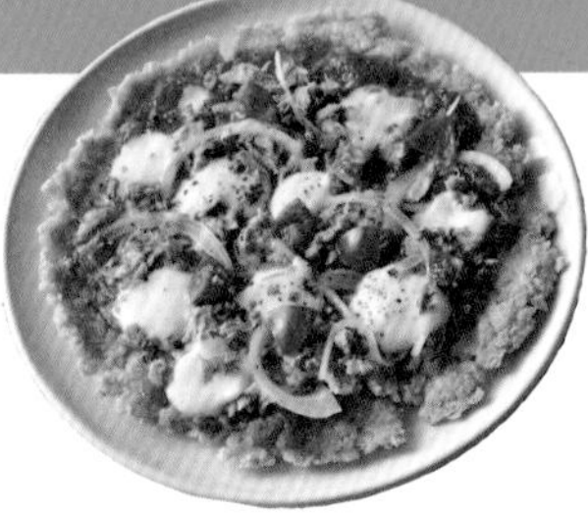

目次

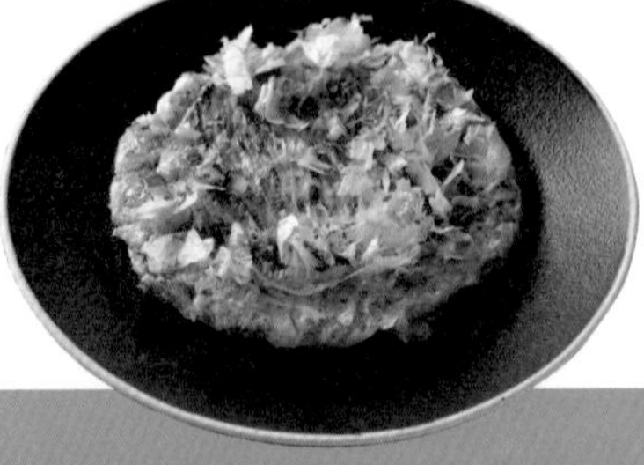

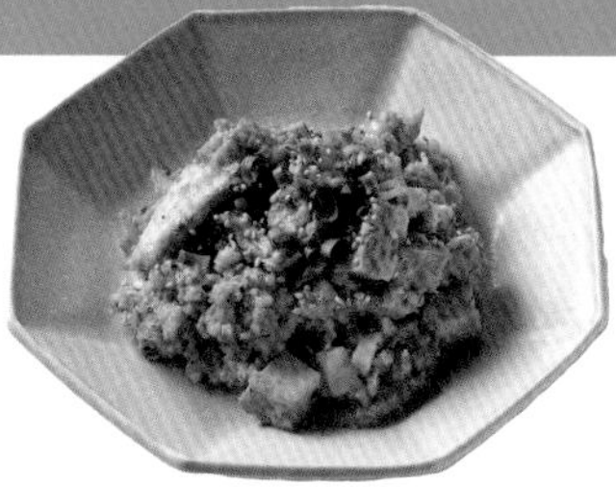

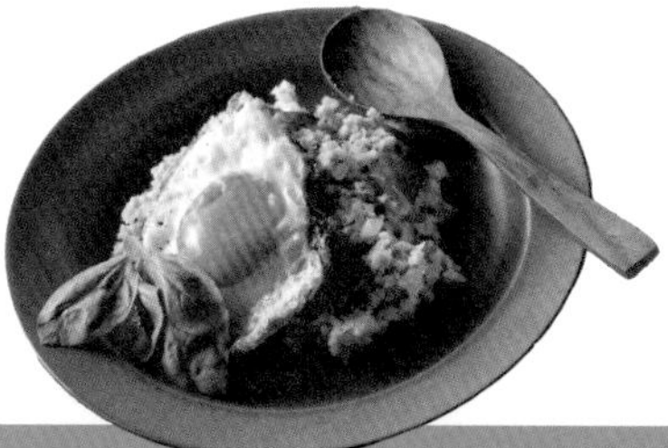

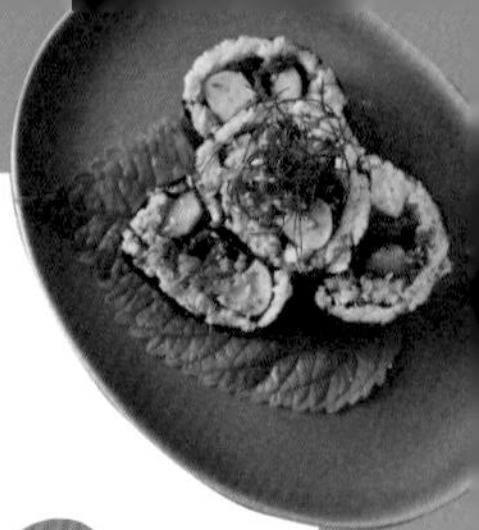

第2章

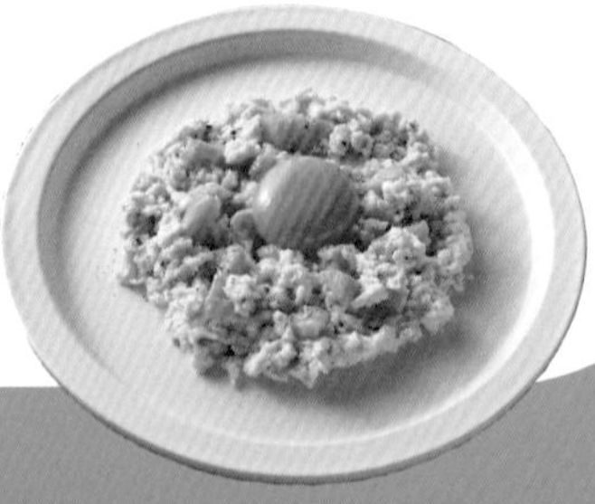

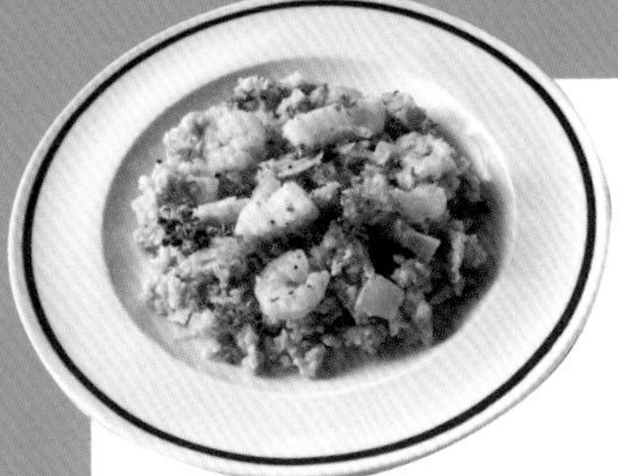

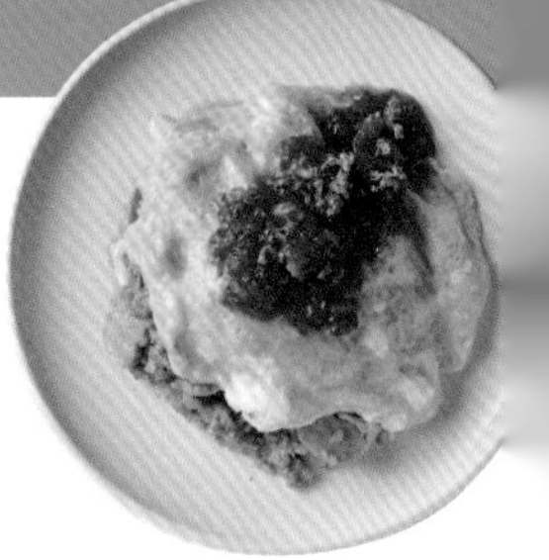

第3章

ボリューム満点でラクやせ！ 定番の主食レシピ

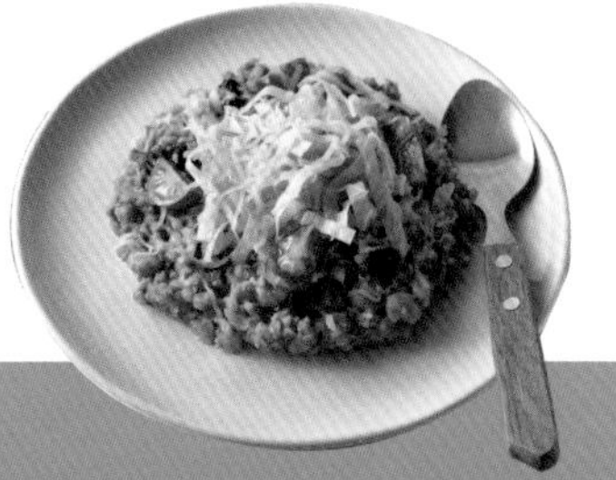

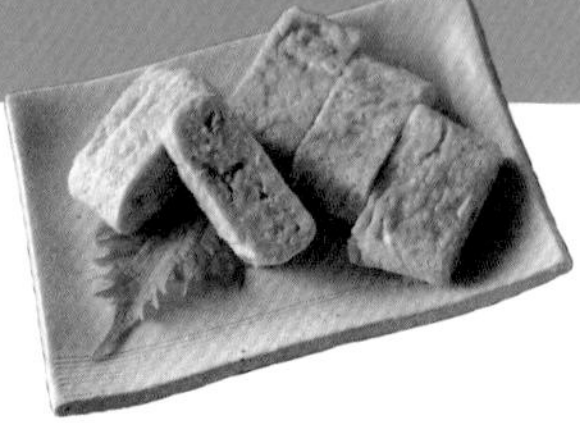

あと1品が広がる
スピードおかずレシピ

持ち運べてお弁当にも！
パン化&おにぎり化レシピ

column

お湯注ぐだけ、レンチンだけ！
お手軽スープレシピ

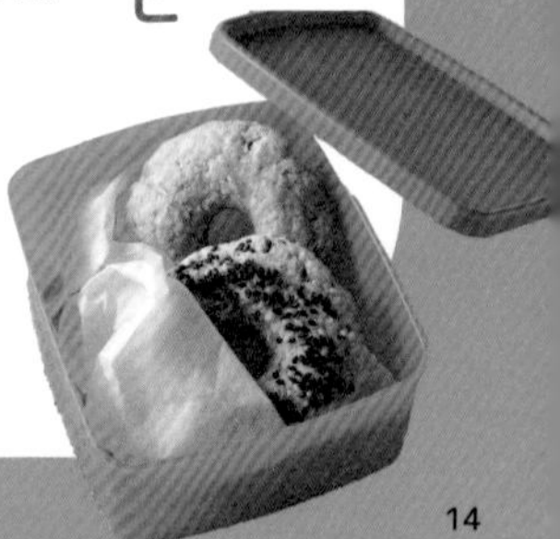

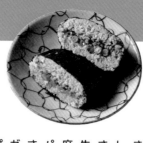

とにかく簡単すぎる！
超ずぼら1品レシピ

罪悪感ゼロ！
デザート＆ドリンクレシピ

●本書は特に明記しない限り、2023年3月現在の情報にもとづいています。掲載されている商品は、現在販売されていない場合や、商品の仕様が変更されている場合等があります。

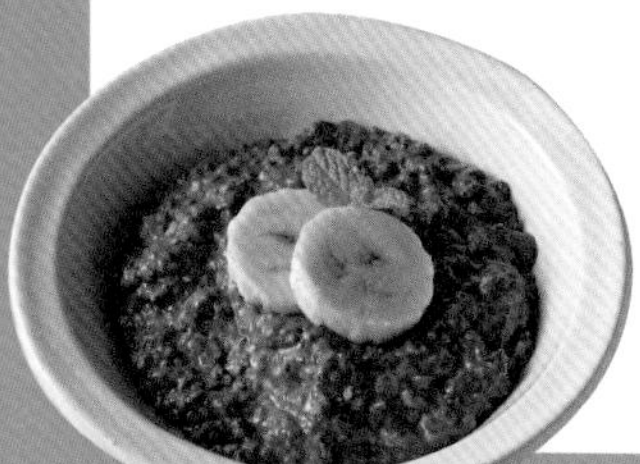

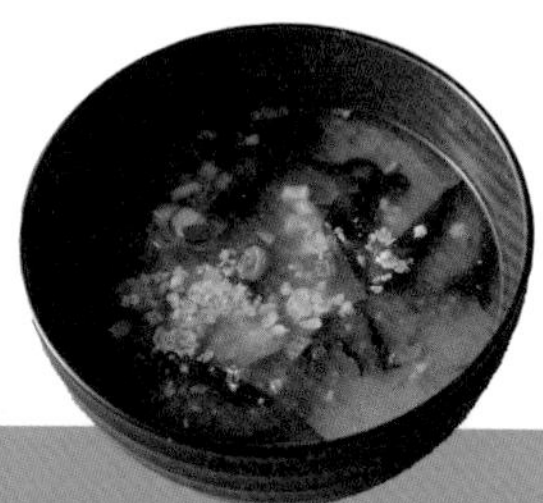

本書の効果的な使い方

本書の１～２章では瞬食とオートミールを組み合わせたやせ食事術を紹介！
３章では１～２章のやせ食事術を使ったオートミールレシピを紹介しています。

1~2章　ダイエットの効果がUPするポイントを知る！

忙しかったり面倒な場合は図解を眺めるだけでOK！
すぐに実践したい人は３章からのスタートでも◎

さらに知識を深めたい人は、「知っておくとお得な情報」もチェック！

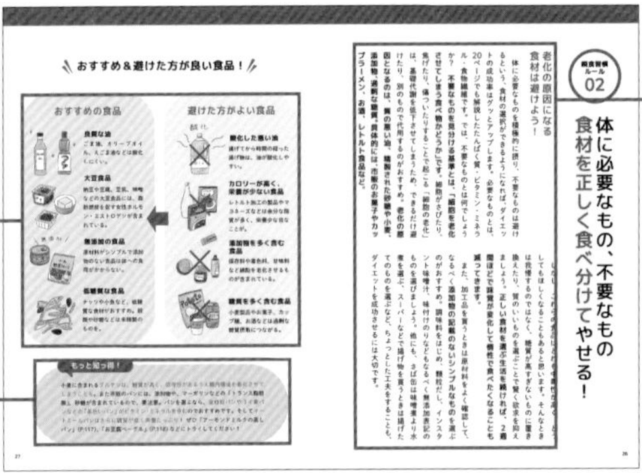

やせ体質に変身するためのコツやポイントを解説！
読むのが面倒なら、見出しやマーカー部分を読むだけでもOK！

3章　好きなメニューを選ぶ！

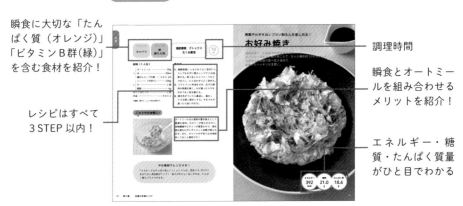

瞬食に大切な「たんぱく質（オレンジ）」「ビタミンB群(緑)」を含む食材を紹介！

レシピはすべて3STEP以内！

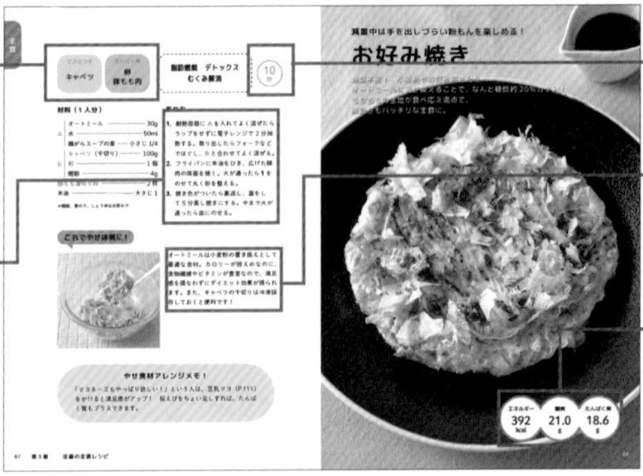

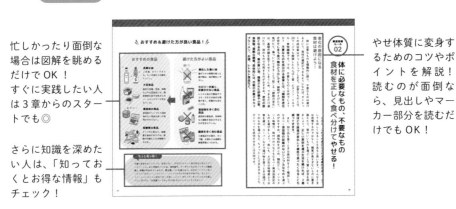

調理時間

瞬食とオートミールを組み合わせるメリットを紹介！

エネルギー・糖質・たんぱく質量がひと目でわかる

レシピの注意事項

●計量単位は、1カップ=200ml、大さじ1=15ml、小さじ1=5mlです。　●電子レンジは600Wを基準にしています。500Wの場合は1.2倍、700Wの場合は0.8倍を目安にしてください。ただし機種によって異なるので、様子を見ながら加減をしてください。　●火加減の指定がない場合は「中火」で調理しています。●野菜を洗う、皮をむくなどの基本的な下処理は省略しています。　●記載のエネルギー・糖質・たんぱく質量は目安です。すべて1人分の数値を記載しています。食材や調理器具によって違いが出ることがあります。

第1章

瞬時にやせ体質になる！

瞬食習慣を身につけよう！

運動なし、3食食べて即ラクやせ！
簡単なのに瞬時にやせ体質になる食習慣。
それが「瞬食」です！
ずぼらな人こそ試してほしい、
食べながら健康的にキレイに
やせる習慣を始めましょう！

簡単なのにすぐ、みるみるやせる！ それが「瞬食」！

「デブ体質」から「やせ体質」へ変身しよう！

　やせるための近道は、食事制限でも運動でもありません！　しっかり食べながら**体を「やせ体質」に変える食事術こそが、簡単にすぐやせられる方法**なのです。

　摂取した栄養素からエネルギーを作る「代謝」が正しく行われていれば、人間の体は**食べたものをエネルギーにきちんと変えること**ができます。でも、栄養が足りなかったり偏ったりしていると、代謝が行われにくく、食べたものを

瞬食のキホン

すぐ身につくルールで正しい食品を食べる

すぐ作れて体が変わる超簡単やせレシピ

↓

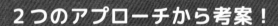

2つのアプローチから考案！

どんどん脂肪として蓄える「デブ**体質」**になってしまうのです！

デブ体質から、代謝がしっかり行われる「やせ体質」に変わりたいなら、まずは3食をしっかり食べて、必要な栄養素を摂ることが大切です。とはいえ、面倒な栄養計算が必要だったり、作るのが大変だったりしては、習慣として続けることができません！ **忙しい人でも簡単に続けられて、すぐに「やせ体質」に変われる食習慣と**は何か。そうして私がたどり着いたのが、**すぐに身につくルールで、体に必要な栄養素を、ずぼら調理で瞬時に摂ることができる「瞬食」**だったのです。

瞬食のここがスゴイ！

レンチンだけ
フライパンだけで
簡単調理！

コンビニ食材も
OK！

おやつも
がっつりごはんも
我慢しない！

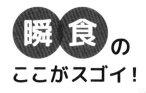

料理ベタでも
ずぼらでも
続く！

美容・健康にも
いいこと
たくさん！

瞬食が
身につけば
一生太らない！

運動なしでも
やせる！

瞬食の「すぐやせ」の秘訣はこれだ！

食事改善で基礎代謝を上げる！

現代人は食の欧米化や外食が多い食習慣へと変わったため、糖質と脂質を過剰に摂りがちです。だからこそ、体に本当に必要な栄養をバランスよく選ぶことが、やせやすい体の土台を作ることにつながるのです！

瞬食でやせ体質を作るポイントを知るには、まず年齢とともに「なぜ太りやすくなるのか」を考えてみましょう。その主な理由は次の3つ。

1つ目は「**基礎代謝量の低下**」。呼吸などに使う、生きていくために消費する最低限のエネルギーを基礎代謝と呼びます。そして**年を重ねると、筋肉が落ちたり、細胞が老化したりして基礎代謝が低下**していきます。自然に消費するエネルギーが少なくなれば、当然太りやすくなります。

2つ目は「**やせホルモンの減少**」です。女性ホルモンの1つ、エストロゲンには脂肪燃焼を促し、内臓脂肪がつくのを防ぐ働きがありますが、更年期など加齢によって減ってしまうのです。

そして3つ目は「**血糖値が上がりやすくなる**」こと。食事をすると、分解された糖分が血液中に取り込まれて血糖値が上がります。加齢によって、この血糖値をコントロールする力が低下。**上がりすぎた血糖値を下げるために分泌されるホルモン「インスリン」は、エネルギーを消費する際に余ったブドウ糖を脂肪に変えて溜め込む働き**があるのです。

これら3つの「太る理由」を解消する鍵となる栄養素が**「たんぱく質」「ビタミン・ミネラル・食物繊維」**です。「たんぱく質」は肌、髪、そして筋肉を作る大切な栄養素。**筋肉量を維持して、基礎代謝をアップさせるためには、たんぱく質は欠かせません。**そして、**「ビタミン・ミネラル・食物繊維」は、代謝やデトックス力のアップ、血糖値の急上昇の抑制、満腹感を高めるなど、ダイエットの味方となる力を発揮して**くれる栄養素。これらをまんべんなく摂ることが、「太る理由」を解消してくれるのです。

「太る理由」を食事で解決！

解決！

たんぱく質を毎食摂る！

糖質・脂質・たんぱく質は人間の体に必要な３大栄養素ですが、現代人はたんぱく質が不足しがち。糖質・脂質とともにバランスよく摂るために、成人女性なら毎食 20g のたんぱく質が理想です。

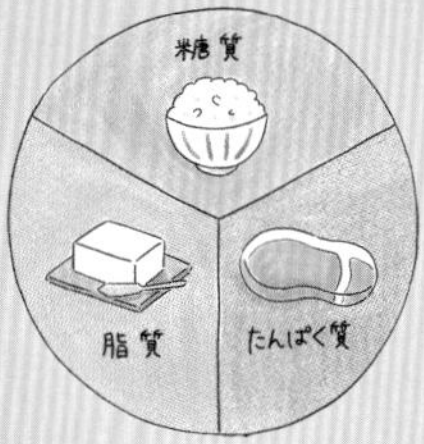

解決！

ビタミン・ミネラル・食物繊維を意識する！

ビタミンやミネラルはエネルギー代謝を助け、食物繊維は排泄を促し、デトックスしてくれます。これらの栄養素は、体の巡りを良くしてくれるため、積極的に摂ることが大切なのです。

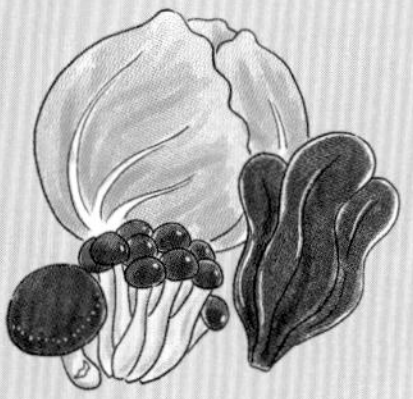

基礎代謝の低下

筋肉量が減ったり、細胞が老化したりすることによって、日常生活で消費するエネルギー量が低下する。

やせホルモンの減少

加齢によって、脂肪を燃焼しやすくするホルモン「エストロゲン」が激減！

血糖値が上がりやすい

血糖値の急上昇が起きやすくなり、上がった血糖値を下げるインスリンが分泌される。

マネするだけでやせ体質に！
「瞬食習慣」5つのルール

「正しく食べること」さえできれば、勝手に即やせ体質になる。それが「瞬食」です！ 瞬食を習慣にするために必要なルールはたった5つ！ マネすれば、あなたも今日からやせ体質に変身します。

瞬食習慣
ルール
01

たんぱく質＋ビタミンB群の力でやせる！

瞬食の基本は、基礎代謝をアップさせること。不足しがちなたんぱく質と、ビタミンB群を意識的に食事に取り入れることで、効率よくやせやすい体質に瞬時に変わります。

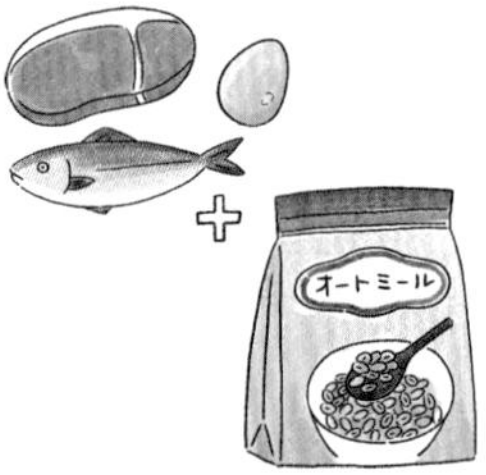

瞬食習慣
ルール
02

体に必要なもの、不要なもの食材を正しく食べ分けてやせる！

人の体はすべて食べたものでできています。ダイエットと健康をサポートしてくれる体に必要な栄養素と、不要なものを見極め、正しい食材を選ぶことは、意外と簡単にできます！

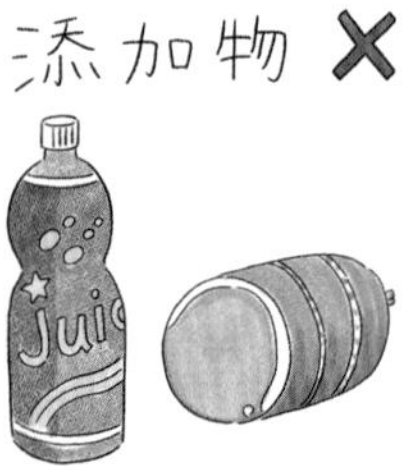

瞬食習慣
ルール
03

発酵食品＆ミネラルで代謝アップ！

腸内環境の改善とむくみの解消は、ダイエットを加速させます。そのエンジンとなるのが発酵食品とミネラル。キムチや納豆などの発酵食品とともに、ミネラルが豊富な海藻類を積極的に摂りましょう。

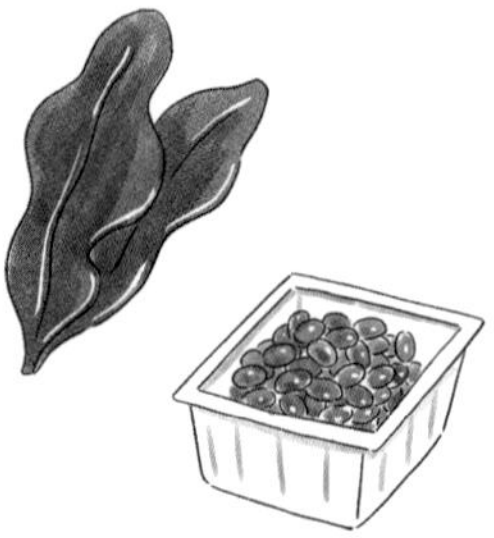

瞬食習慣ルール 04

やせ調味料をかけるだけでデブ味覚をリセット！

糖分・添加物の少ないしょうゆや味噌などの「やせ調味料」を使うように意識しましょう。こってり甘い味付けに慣れてしまった味覚も、シンプルな調味料や薬味の風味をうまく使えばリセットできます！

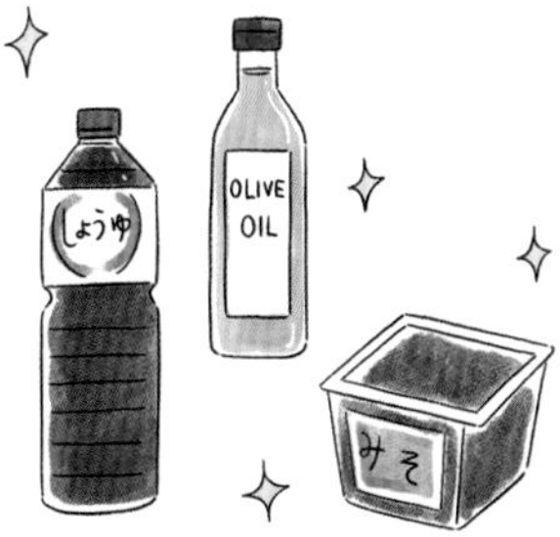

瞬食習慣ルール 05

時短食材で手間を省けば、ダイエットは成功する！

缶詰や乾燥野菜、冷凍食材などを活用すれば、忙しいときも下ごしらえの手間が省けます。手軽に必要な栄養を摂れるので、ラクして瞬食習慣が続けられます。時短食材はストックしておくと便利！

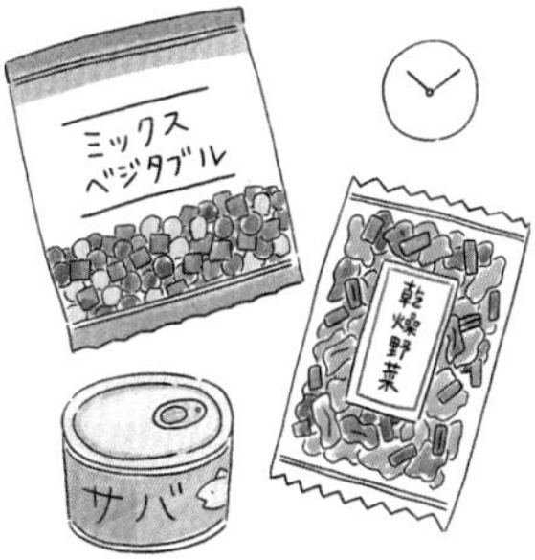

もっと知っ得！

女性の場合、冷え性がダイエットの妨げになっていることがあります。それは冷えが基礎代謝の低下やむくみ、便秘などのトラブルを引き起こしてしまうから。体温が 1 度下がると、基礎代謝は 12 ～ 13%、免疫力は 30% も下がると言われています。特に下半身がやせにくい人は要注意。毎日朝食をしっかり食べて、冷たすぎない常温の水や白湯をこまめに飲む「ちょこちょこ飲み」習慣を取り入れましょう。また、入浴で体を温めることも、体温を上げる方法の 1 つです。

瞬食習慣ルール
01

たんぱく質＋ビタミンB群の力でやせる！

ダイエットを加速するお助け瞬食食材

筋肉維持や脂肪燃焼などに欠かせないたんぱく質は、**肉や魚、卵、大豆、乳製品、そして穀類の中ではオートミール**に多く含まれています。たんぱく質が不足すると、筋肉が分解されて基礎代謝が落ち、どんどんやせにくい体質に。**1食につき手のひらにのる量**（20g）を目安に、**毎日3食しっかりとたんぱく質を摂り続ける**ことが大切です。また、瞬食でたんぱく質とともに必ず摂ってほしいのが、「ビ

たんぱく質

肉や魚・卵に豊富な動物性たんぱく質とともに、大豆などの植物性たんぱく質もバランスよく摂りましょう。また、食後の急激な血糖値の上昇を防ぐためには、たんぱく質→野菜の順で半分ほど食べてから、炭水化物を摂るようにすると◎

- 鶏むね肉
- ささみ
- 豚肉
- 牛肉
- まぐろ
- かつお
- 卵
- 豆腐

など

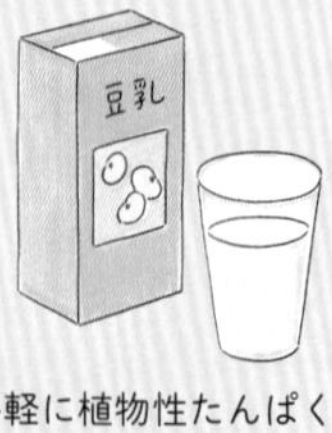

手軽に植物性たんぱく質を摂りたいときには、豆乳もおすすめ。

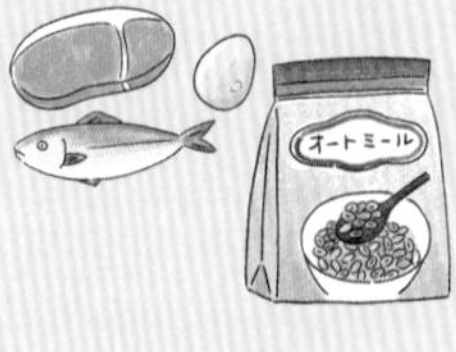

肉・魚・卵に加えて、穀類の中ではオートミールが最も豊富。

タミンB群」。ビタミンB群は、**糖質・脂質・たんぱく質の3大栄養素の代謝をサポートする働き**があります。つまり、**糖質や脂質を効率よくエネルギーに変換してくれるため余分な糖質・脂質が、脂肪として体に蓄積されるのを防いでくれる**のです！　ビタミンB1は糖質を、B2は脂質をエネルギーに変換し、B6はたんぱく質をアミノ酸に分解して筋肉に変えてくれます。特に**ビタミンB6が不足すると基礎代謝が下がってしまうので意識して摂りましょう。**またビタミンB群は、水に溶けやすい性質で、体内に蓄積できず尿から出て行ってしまうので、毎食摂りたい栄養素です。

ビタミンB群

たんぱく質と並んで、やせ体質への改善に必要なのがビタミンB群。たんぱく質を効率的にエネルギーに変えるサポートをするため、欠かすことのできない栄養素です。

- **ビタミンB1**　**糖質をエネルギーに変えるために必要。大豆、豆類、豚肉、しらす、鰹節、きのこ類など**
- **ビタミンB2**　**脂質をエネルギーに変えるために必要。パプリカ、アーモンド、納豆、チーズ、きのこ類、うなぎなど**
- **ビタミンB6**　**たんぱく質を筋肉に変える働きを持つ。ごま、ブロッコリー、鶏肉、にんじん、カリフラワー、赤身の魚、ピスタチオ、きな粉など**

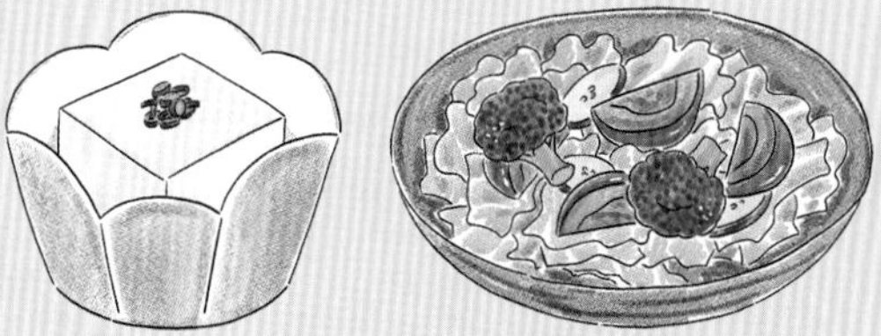

豆腐など大豆製品には、たんぱく質とともにビタミンB1も含まれる。

瞬食習慣
ルール
02

体に必要なもの、不要なもの食材を正しく食べ分けてやせる！

老化の原因になる食材は避けよう！

体に必要なものを積極的に摂り、不要なものは避けるという、食材の選択ができるようになれば、ダイエットの成功率はグッとアップします。必要なものとは、20ページでも解説したたんぱく質・ビタミン・ミネラル・食物繊維です。では、不要なものとは何でしょうか？　それは、**質の悪い油、精製された砂糖や小麦、添加物、過剰な糖質。具体的には、市販のお菓子やカップラーメン、お酒、レトルト食品などです。不要なものを見分ける基準とは、「細胞を老化させてしまう食べ物かどうか」です。**細胞がさびたり、焦げたり、傷ついたりすることで起こる「細胞の老化」は、基礎代謝を低下させてしまうため、できるだけ避けることをおすすめします。

しかし、これらの食品はどれも中毒性が高く、どうしても欲しくなることもあると思います。そんなときは我慢するのではなく、糖質が高すぎないものに置き換えたり、質の良いものを選ぶことで賢く欲求を抑えましょう。**正しい食材を選ぶ生活を続ければ、2週間ほどで味覚が変化して惰性で食べたくなることも減ってきます。**

また、加工品を買うときは原材料をよく確認して、なるべく**添加物の記載のないシンプルなもの**を選ぶのがおすすめ。調味料をはじめ、顆粒だし、インスタント味噌汁、味付けのりなどもなるべく無添加表記のものを選びましょう。他にも、さば缶は味噌煮より水煮を選ぶ、スーパーなどで揚げ物を買うときは揚げたてのものを選ぶなど、ちょっとした工夫をすることも、ダイエットを成功させるには大切です。

おすすめ＆避けた方が良い食品！

おすすめの食品

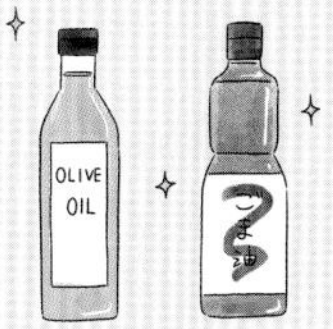

良質な油

ごま油、オリーブオイル、亜麻仁油、えごま油などは酸化しにくい。

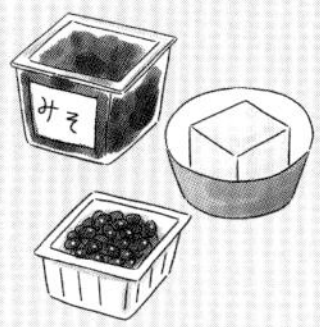

大豆食品

納豆や豆腐、豆乳、味噌などの大豆食品には、脂肪燃焼を促す女性ホルモン・エストロゲンが含まれている。

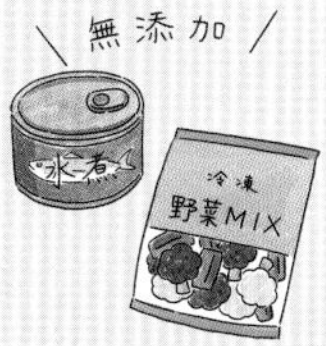

無添加の食品

原材料がシンプルで添加物のない食品は体への負荷がかからない。

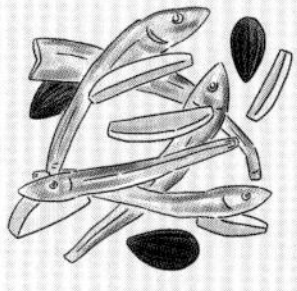

低糖質な食品

ナッツや小魚など、低糖質な食材がおすすめ。穀類は未精製のものを。

避けた方が良い食品

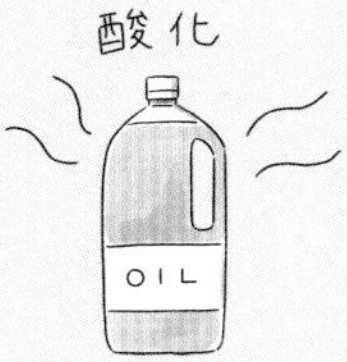

酸化した悪い油

揚げてから時間の経った揚げ物は、油が酸化しやすい。

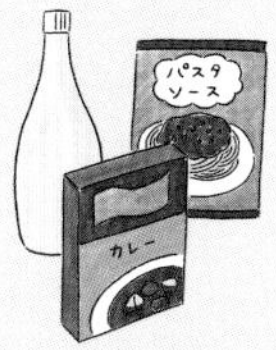

カロリーが高く、栄養が少ない食品

レトルト加工の製品やマヨネーズなどは余分な脂質が多く、栄養が少ないことも。

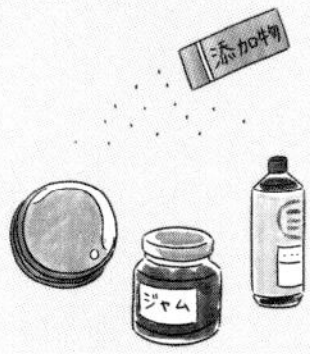

添加物を多く含む食品

保存料や着色料、甘味料など細胞を老化させるものが含まれている。

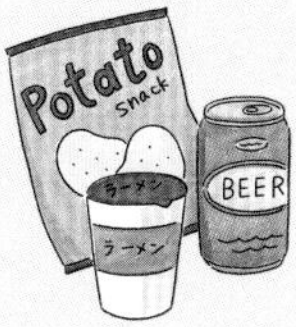

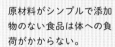

糖質を多く含む食品

小麦製品やお菓子、カップ麺、お酒などは過剰な糖質摂取につながる。

もっと知っ得！

小麦に含まれるグルテンは、糖質が高く依存性があるうえ、腸内環境を悪化させてしまうことも。また市販のパンには、添加物やマーガリンなどの「トランス脂肪酸」や砂糖が含まれているので要注意。パンを選ぶなら、全粒粉パンやライ麦パンなどの「茶色いパン」がビタミン・ミネラルを含むのでおすすめです。そしてオートミールパンはさらに糖質が低く栄養たっぷり！ ぜひ「アーモンドミルクの蒸しパン」（P.117）、「お豆腐ベーグル」（P.118）などにトライしてください！

瞬食習慣
ルール
03

発酵食品&ミネラルで代謝アップ！

腸活とむくみ解消で脂肪燃焼が進む

便秘とむくみの解消は、ダイエット成功には不可欠。なぜなら、便秘が解消されて**腸内環境が良くなると、食欲やメンタルを安定させるホルモンが分泌されやすくなり、食べ過ぎやストレスによる暴飲暴食が起こりにくくなる**ためです。また、腸内環境が良くなると、不要なものがデトックスされ、必要な栄養が吸収されやすくなるので、代謝がアップします。

むくみ解消には、デトックス作

《便秘解消に》
発酵食品

・納豆　・キムチ
・チーズ　・ヨーグルト

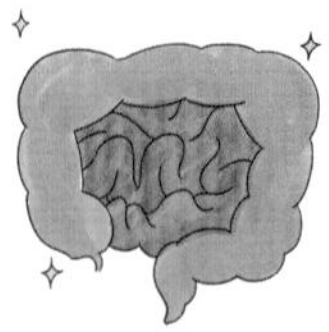

腸内環境が整う

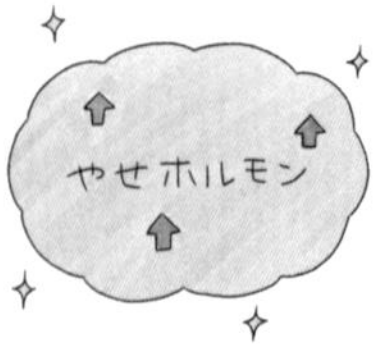

便通が改善され、
食欲を安定させるホルモンが分泌

《むくみに》
マグネシウム・カリウム

・海藻　・バナナ
・切干大根　・アボカド

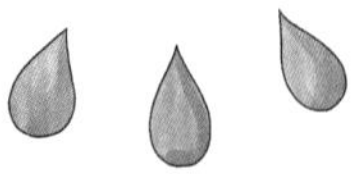

余分な水分を体の外に
排出してくれる

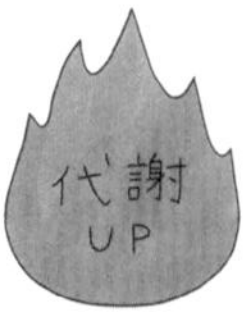

むくみが取れ、
血流が良くなり代謝が UP ！

やせやすい体に変身！

用のあるマグネシウムやカリウムなどのミネラルを摂ることがポイント。これらのミネラルは海藻や切干大根、大豆製品などに多く含まれています。

むくみが解消されることによっても、血流が良くなり、代謝が高まるので、便秘とむくみの両方が解消されると、一気に脂肪燃焼が進むという好循環が生まれるのです！

腸活には納豆やキムチ、ぬか漬け、ヨーグルトなどの発酵食品がおすすめ。特に納豆は、腸内で善玉菌のエサとなったり、善玉菌を増やしたり、善玉菌を腸に定着させる働きがある「オリゴ糖」も多く含んでいるため、腸活の効果大です。

おすすめ発酵食品ベスト4

キムチ

唐辛子のカプサイシンが代謝をUP！

キムチには1gあたり約8億個もの植物性乳酸菌が含まれ、実はヨーグルトより乳酸菌量が多いんです。唐辛子のカプサイシンで代謝もアップします。

納豆

善玉菌を増やしてくれるオリゴ糖がたっぷり！

納豆はたんぱく質や食物繊維、ビタミン、オリゴ糖などの腸活に嬉しい栄養素が豊富！ 効率よく栄養を吸収できる朝の時間帯に摂るのがおすすめです。

ヨーグルト（無糖）

食事の一番最後に食べるのが効果的！

ヨーグルトは乳酸菌やカルシウムに加え、睡眠の質を良くする「トリプトファン」が豊富！ 動物性乳酸菌は胃酸に弱いため、食後に摂るのがおすすめ。

酢玉ねぎ

酢酸パワーで脂肪を燃焼！

酢に玉ねぎを漬けるだけの常備菜。脂肪燃焼効果に加え、玉ねぎには腸でビフィズス菌のエサとなる「フラクトオリゴ糖」が豊富。腸内環境を改善します。

瞬食習慣
ルール
04

やせ調味料を上手に使って デブ味覚をリセット！

調味料の選び方が やせとデブの分かれ道

食材だけでなく、**調味料の中にも、糖分・添加物が多かったり、質の悪い油を使っているなどの「太る調味料」があるので注意**が必要。大切なのは、選ぶときに原材料をよくチェックすること。**特に糖分が多いものでは、「果糖ブドウ糖液糖」を含む調味料に要注意**です。果糖ブドウ糖液糖は、強い甘みで美味しく感じさせるため、ドレッシングやソース、ケチャップなど多くの市販の調味料に使用されています。この糖分は体に吸収されやすく、血糖値が急激に上がってしまうという問題があります。

また、こってりとした**濃い味付けのものばかり食べていると、味覚が狂ってしまい、一気に「デブ味覚」**に。さらに濃い味付けを求めて、どんどん太りやすい体へ……という悪循環に陥ってしまうのです。

一方で、皆さんの身近には「やせ調味料」も多く存在しています。例えば、左ページで挙げているような**しょうゆ、塩麹、味噌などの日本人に馴染み深いシンプルなもの**がそう。これらの調味料には、基本的に甘味料などの余計なものが含まれていないため、素材の味を生かした調理ができ、狂った味覚を正常化させることができるのです！　味覚が正常になれば、食欲もコントロールできるようになり一石二鳥。ドレッシングやケチャップなどは、やせ調味料で手作りするのが効果的です（47ページ）。

また、調味料の量を減らしたいときは、**昆布や鰹節などでとっただしを加えたり、大葉やミョウガなどの薬味を加えたりするの**がおすすめです。レモンや酢、ごまや干しえびなどで酸味や旨みを加えたり、スパイス・ハーブをプラスするのも◎

やせ調味料は
こんなに身近なものばかり！

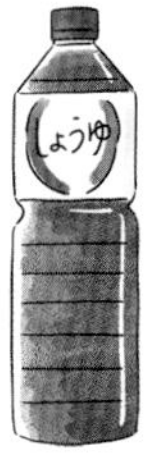

しょうゆ

無添加の本醸造がおすすめ。薄口を使う場合は、塩味が濃くならないよう使用量に注意。

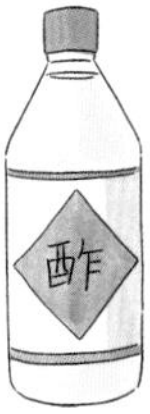

酢

酢酸には脂肪を分解する効果があります。玉ねぎやキャベツを漬けておくとさらにやせ効果が！

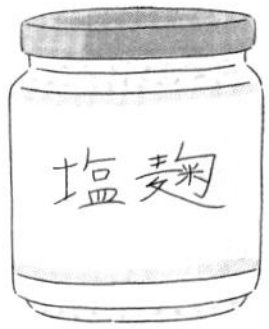

塩麹

米麹に塩を加えた塩麹には整腸作用のある乳酸菌が含まれており、ダイエット効果も。

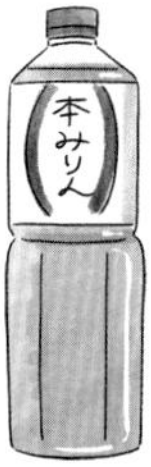

みりん

みりん風調味料は「果糖ブドウ糖液糖」を含む場合が多いので、本みりんがマスト。

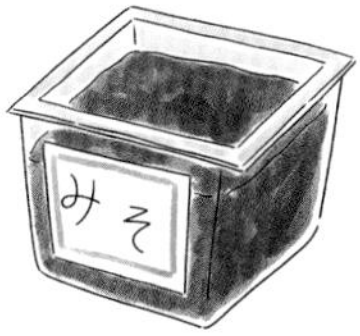

味噌

本醸造の味噌には生きた酵母が入っているので、腸内環境の改善が期待できます。

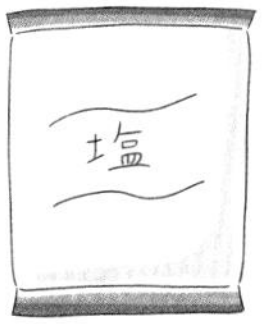

塩

「天日・平釜」などと記載されたものは、天然のミネラルが豊富。なかでも海塩がおすすめ。

もっと知っ得！

白砂糖の代わりに無添加の甘味料＆「手作り簡単調味料」がおすすめ！

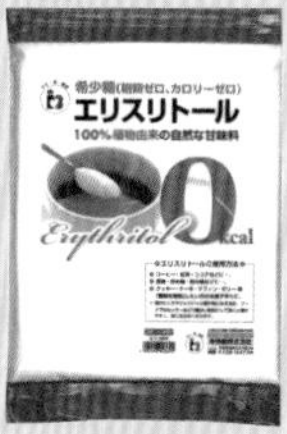

天然甘味料のエリスリトールは砂糖の代用としてお菓子作りなどの際に便利！　カロリー０で、甘さは白砂糖の70～80%と控えめ。また砂糖の代わりには「煮切りみりん」(P.47) もおすすめ！　ケチャップやマヨネーズの手作り (P.47) も意外に簡単ですよ。

瞬食習慣
ルール
05

時短食材で手間を省けば
ダイエットは成功する！

ずぼらでもできる調理法が長続きの秘訣

ダイエットにおいてもっとも**大切なのは、「継続すること」**。しかし、忙しい人や料理が苦手な人には、「自炊」が高いハードルとなってしまい続かなくなることも……。

自炊した方が効率的に必要な栄養素が摂れる、量の調整が利くなどのメリットがたくさんあるのは事実。そこで、ぜひ活用していただきたいのが、**手間を省いて調理時間をうんと短くできる時短食材**です。3章でご紹介するレシピでも

おすすめの時短食材

乾物

乾燥野菜や切干大根、乾燥ひじき・わかめなど、水で戻して手軽に使える便利食材。包丁いらずで、ミネラルなどの栄養素もしっかり摂れます。

缶詰

手軽で長期間の保存が可能な缶詰。さば缶・サケ缶などは、たんぱく質やビタミンB群などの栄養素に加え、良質な油もたっぷり含まれます。

コンビニ食材

タレ付きの焼鳥などこってりした味付けではなく、焼き魚、サラダチキンなどシンプルな味付けのものを。きのこや海藻が入ったサラダも◎

冷凍食材

ブロッコリーやミックスベジタブルなど、野菜が下ごしらえいらずで手軽に使えます。旬の野菜を急速冷凍しているので、栄養価もキープ。

缶詰、乾物、冷凍食材などの時短食材がたくさん登場しています。それぞれ長期保存ができる、下ごしらえいらず（洗わない、切らない）、栄養をちょい足しできる、などのメリットがたくさん。そして火を使わず簡単＆時短で調理できるオートミールも、やはり頼りになる時短食材です。

また、**コンビニの食材も正しい食品を選んでうまく食生活に取り入れると便利**です。1食分なら「主菜・副菜・主食・汁物」という定食の形に。糖質・脂質・たんぱく質をバランスよく摂れるよう意識しましょう。コンビニ食材を使う場合は、なるべくシンプルな味付けのものを選ぶことがポイント。

時短食材をストックしておけば
すぐ作ってすぐ食べられる！

乾物

切干大根で
「切干大根のレンチンさっと煮」
➡ P.112

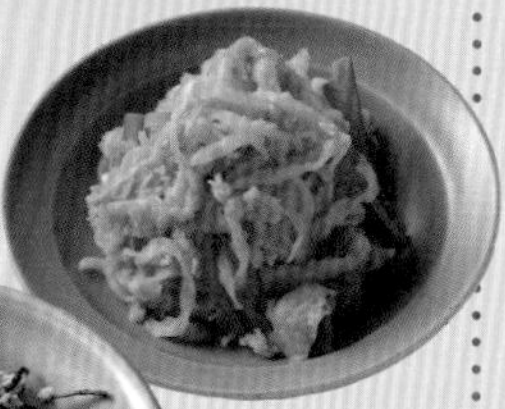

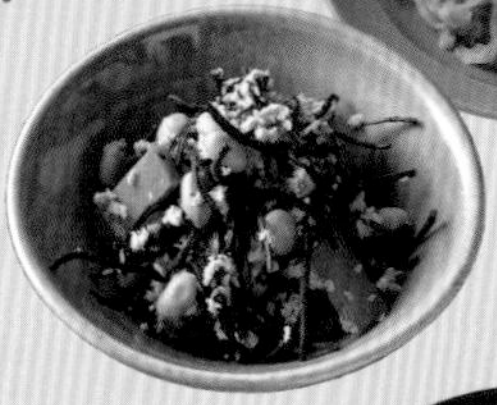

ひじきで
「レンジでひじき煮」
➡ P.82

乾燥わかめやねぎで
「お湯を注ぐだけ味噌汁」➡ P.132

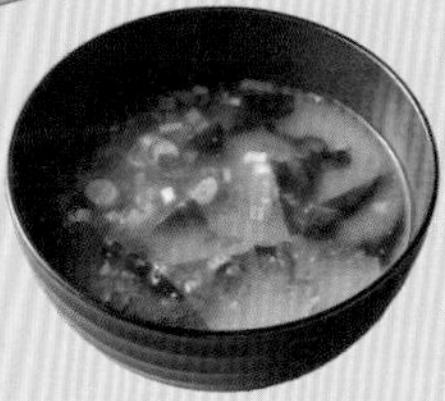

他にも…
「サケの混ぜご飯」➡ P.103
「キャベツと桜えびのおひたし」➡ P.116
「がんもどきの出汁びたし風」➡ P.116
「和風かんたんスープ」➡ P.124　など

缶詰

トマト缶で
「タコライス」
➡ P.55

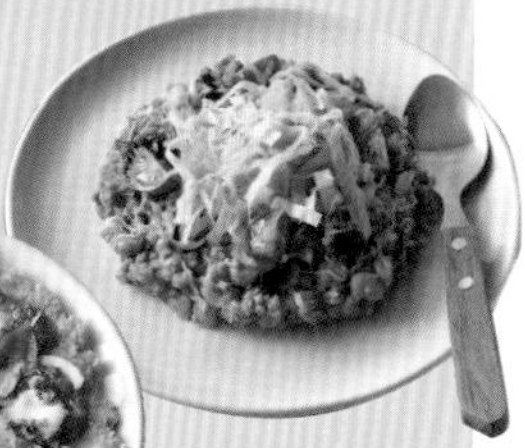

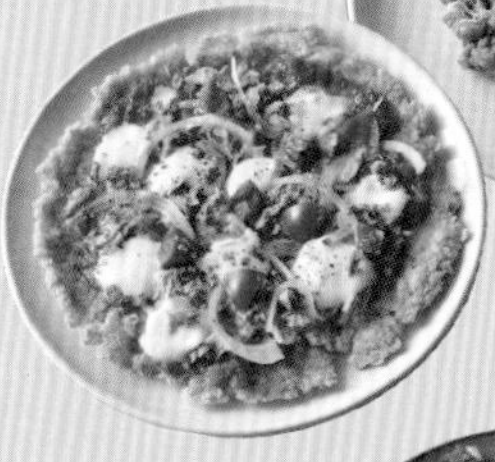

ツナ缶で
「ツナとトマトのピザ」➡ P.74

さば缶で
「さばバーグ」
➡ P.84

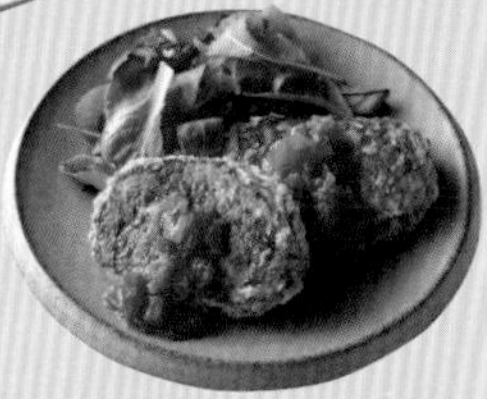

他にも…
「ナポリタン風ご飯」➡ P.62
「さつまいもとツナと塩昆布の混ぜご飯」➡ P.103
「お茶漬け」➡ P.105
「クラムチャウダー」➡ P.130　など

秒で太る！
ダイエット中のワースト行動

あらゆる方法を試しても体重が減らない……。実はやせない原因は、ちょっとした生活習慣にあるかもしれません。何気なくやってしまうNG習慣をチェックしてみましょう。

□朝食を食べない

朝食をとるのはダイエットの基本。食べないと体温が上がらず代謝が低下。血糖値が安定しないため食欲が暴走したりとメンタルが安定しません。胃腸が働かないので便秘になりやすいなど、悪影響がたくさん！ 「トーストとコーヒーなどで簡単に済ます」「菓子パンなど甘いものを食べる」のも、血糖値を急上昇させるので避けましょう。たんぱく質とビタミン、ミネラルを意識するとさらに◎

□早く食べる（よく噛まない）

「早食いはデブの元」と言われますが、よく噛まずに食べると、満腹感を感じにくく食べ過ぎる、消化・吸収に時間がかかって脂肪の燃焼が遅れる、血糖値が急上昇するなどの影響が出ます。日頃からよく噛むことを意識しましょう。ゆっくり食べるためのコツは、「一口食べるたびにお箸を置く」こと。お箸をずっと持っていると食事のスピードが上がってしまいます。箸置きを使うのも効果アリですよ。

□シャワーだけで湯船に入らない

お風呂ではなくシャワーで済ませる人も多いと思いますが、「湯船にしっかり浸かること」も大切。お湯に浸かり体を温めると、むくみや便秘の解消もでき、疲労回復効果もあります。しかしシャワーだけだと体が温まりきらず、せっかくの効果も得られなくなってしまいます。10分程度でもいいので、毎日の入浴を習慣にしましょう。

□睡眠時間が短い・夜更かしする

睡眠不足もダイエットの敵。十分に睡眠がとれていないと、食欲が暴走しやすくなる、味覚が鈍り、ジャンクなものが食べたくなる、脂肪を溜め込みやすくなる、血糖値が下がりにくくなるなどのトラブルが。早寝早起きをして睡眠時間を確保すれば、日中も活動的に動けるようになり、ダイエットの効果もぐんぐん上がります。

column

第2章

最速でやせ体質に変身する組み合わせ！

瞬食×オートミールでおいしくやせる！

栄養豊富で低糖質なオートミールは、
「瞬食」と組み合わせれば、
やせ効果も、健康効果もバッチリUP！
瞬食×オートミールの相乗効果で、
やせ体質への変身を加速しましょう！

オートミールで健康にすぐやせ体質に！

現代人にぴったりの健康的なやせ食材

オートミールとは、穀類の一種である「オーツ麦」を加工した全粒穀物です。小麦のように精製せず、栄養豊富な外皮を残しているので、**瞬食の健康的にやせる効果を後押しするビタミン類や、鉄分などのミネラル、食物繊維、たんぱく質が豊富。**他の穀類に比べて血糖値の上昇を抑えられて、脂肪も蓄積されにくいため、現代人にぴったりの食材なのです。

良質なたんぱく質が豊富！

良質なたんぱく質であることを示す「アミノ酸スコア」。オートミールのアミノ酸スコアは、最高水準である「100」！　小麦の2倍以上、米の1.5倍以上にもなります。筋肉を成長させ、太りにくい体を作るのに適したたんぱく源となるため、アスリートも注目する食材なのです。

ビタミンB群が豊富！

オートミールには、糖質・脂質をエネルギーにする働きを促すビタミンB1・B2、たんぱく質の代謝に関わるビタミンB6がたっぷり！ 代謝が上がると、エネルギー消費は増えるので、習慣的に摂ることで一気にやせ体質に変化していきます！

オートミールの嬉しい効果！

血糖値の上昇がゆるやか

食物繊維の働きによって糖質の吸収がゆるやかになり、食後に血糖値が急上昇するのを防ぎます。食後に血糖値が急上昇すると、脂肪が蓄積されやすくなるため、ダイエットにはぴったりです。

腸内環境を整える

豊富な食物繊維によって、排便が促され、便通が改善します。腸内環境が整うことで栄養吸収力がアップし、必要な栄養素を摂れる体になってくれます！

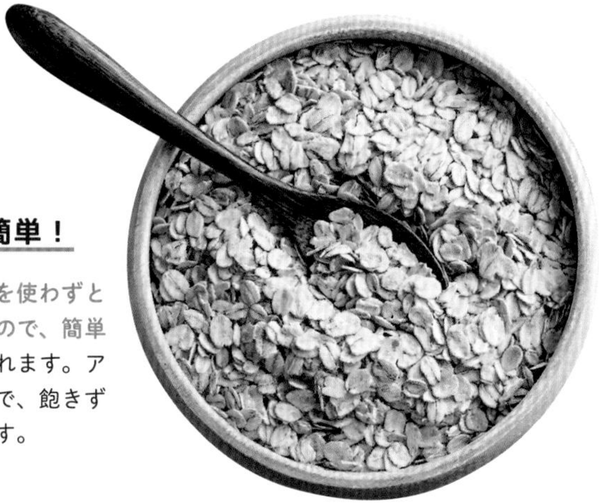

調理が簡単！

短時間で、火を使わずとも調理できるので、簡単にすぐ食べられます。アレンジも豊富で、飽きずに続けられます。

栄養素たっぷり！

食物繊維のほかにも、体の維持に必要なたんぱく質が豊富。ビタミン、鉄分などのミネラルも摂れるので、ダイエットだけでなく健康にも、美容にもバッチリ！

少量でも満腹に

オートミールは1食あたり30g※程度が目安。少ないと感じるかもしれませんが、牛乳や水などでふやかして調理するためカサが増え、少量でも満足感が得られます。腹持ちが良く、カロリーも抑えることができます。

食べれば代謝アップ！

糖質をエネルギーとして活用するために欠かせない栄養素、ビタミンB1が豊富。オートミール自体にも糖質は含まれていますが、代謝もアップするので脂肪に変わりにくいのです。

※オートミールの分量は、標準的な体型の場合です。様子を見て、自分に合う量を摂るようにしましょう。

時短調理に最強の食材！おすすめのオートミールはこれ！

即やせのコツはオートミール選びにアリ！

オートミールは、オーツ麦を加工する方法によって名前や特徴に違いがあり、調理にかかる時間や甘味料の使用の有無なども異なります。

一般的なのはクイックオーツとロールドオーツ。瞬食では**最速調理が可能なクイックオーツ**をおすすめしていますが、食感などの好みでロールドオーツを選んでもOKです。ただし、体に不要なものを入れないことがベストなため、**味付きのもの、添加物などが入っているものは避けるのが鉄則**です！

本書のレシピで使用

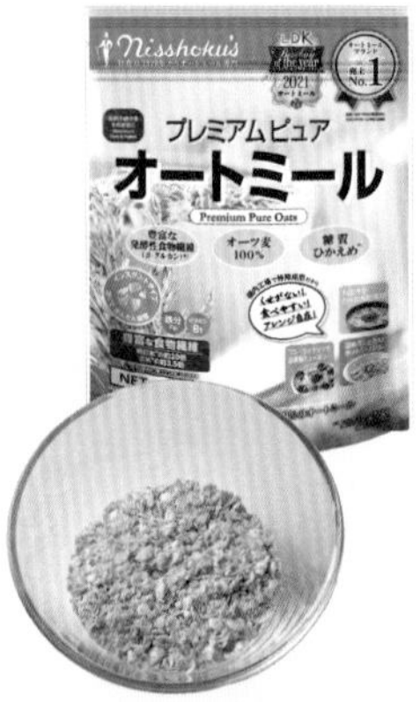

超時短調理も可能に！

クイックオーツ

ロールドオーツを細かく砕いたもの。扱いが簡単で、30gの場合、調理時間は電子レンジで1～2分程度。食感はもちっとしていて、小麦粉の置き換えに最適。オートミール初心者にもおすすめ。

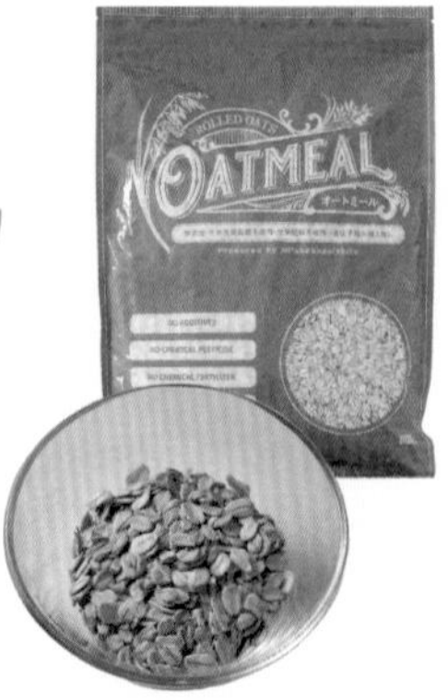

ぷちぷちとした食感

ロールドオーツ

オーツ麦を蒸して平らに伸ばし、乾燥させたもの。調理時間の目安は30gの場合、電子レンジで2～3分。粒がしっかりしており、噛みごたえがあるので、満腹感を得やすい。

瞬食×オートミール
選び方チェックリスト

□ 砂糖や添加物は入っている？

原材料表示に「オーツ麦」以外の記載がある場合は注意。最近はプロテイン入りの商品などもありますが、保存料や着色料などの添加物や砂糖が入っているものは避けましょう。残留農薬や化学肥料などが気になる人は「有機JASマーク」付きの商品を選ぶと安心です。

□ どんな容器に入っている？

常温保存できるオートミールですが、密閉して保存しないと、湿気てしまったり、虫がついてしまうことも。しっかりと密閉できる袋や缶に入っているものは安心です。そうでない場合は、すぐにタッパーやジッパー付きの袋など密閉容器に移し替えましょう。

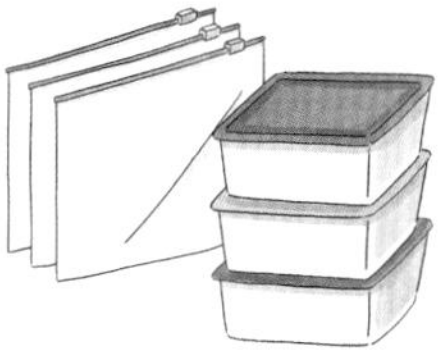

□ 他のオートミールでもいい？

オートミールには、他に粒の大きい「スティールカットオーツ」や、「インスタントオーツ」があります。前者は調理に時間がかかり、後者は添加物など瞬食ダイエットに不要なものが入っている場合が多いので、やはり基本の2つから選ぶことがおすすめ。

もっと知っ得！

穀類は精製しているものよりも未精製のものの方が、食物繊維・ビタミン・ミネラルが含まれており、体に良いとされます。未精製オーツ麦で作られるオートミールは、食物繊維・ビタミンB群が玄米より多く、体に必要な栄養素を効率的に補いつつ、やせ体質を作るために最適な食材です！

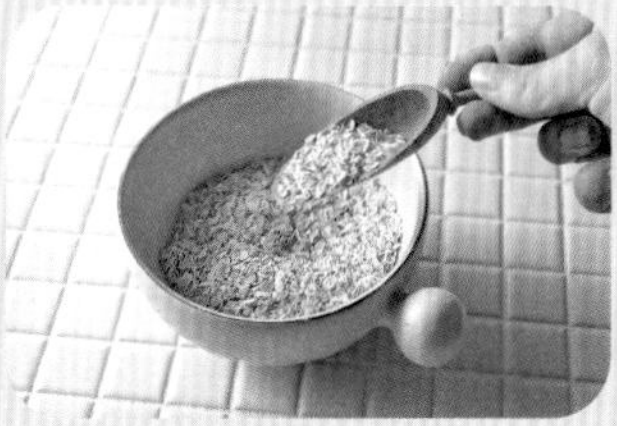

オートミールへの「置き換え」で即やせ体質を加速！

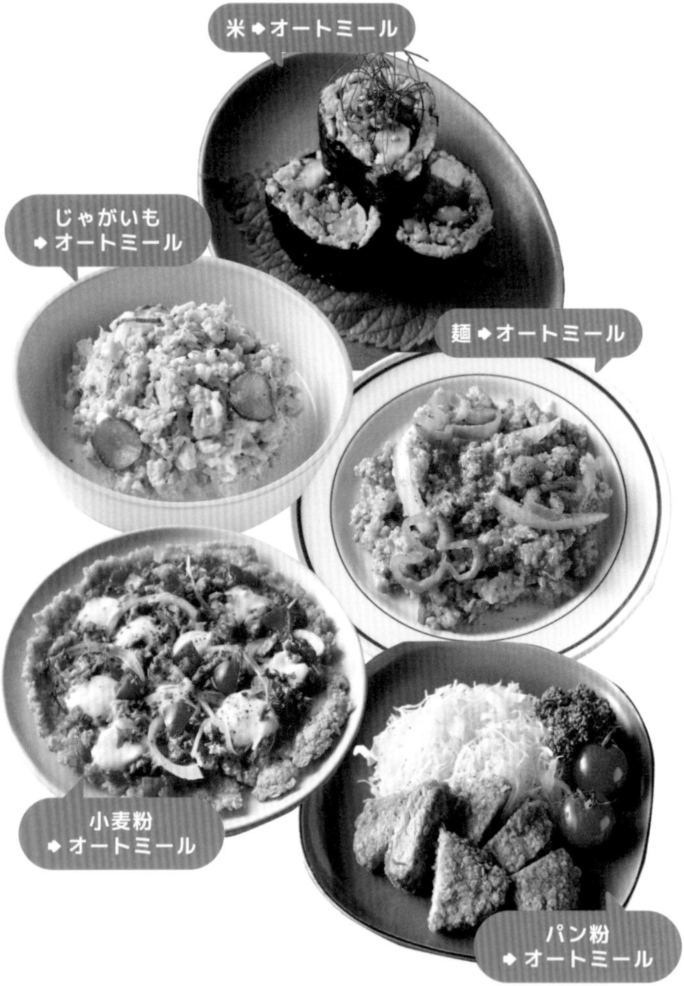
米➡オートミール
じゃがいも
➡オートミール
麺➡オートミール
小麦粉
➡オートミール
パン粉
➡オートミール

米化だけじゃない！
置き換え自由自在だから
飽きずに続けられる！

オートミールは、おにぎり・チャーハン・リゾットなどのお米はもちろん、パン・ピザなど小麦粉、じゃがいもの代用にもなる頼もしい食材。しかもおいしいから、「食べ飽きて続かない」がありません。

オートミール置き換えのメリット

白米・小麦粉よりも カロリー、GI 値が低い

オートミールはカロリーや糖質がご飯やパンよりも低いだけでなく、血糖値の上がりやすさを示す「GI 値」がダントツに低いのです！　GI 値が高い食べ物は、食後の血糖値を急激に上げるため、脂肪を溜め込みやすくなってしまいます。

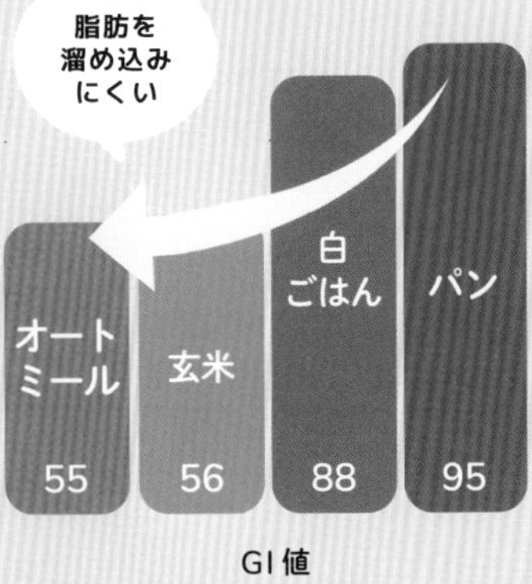

食物繊維量は玄米の 2 倍！

食物繊維が豊富な玄米ですが、実はオートミールの方が豊富。玄米 100g の食物繊維量は約 1.4g なのに対し、オートミールはたった 30g でも食物繊維量は約 2.8g も！

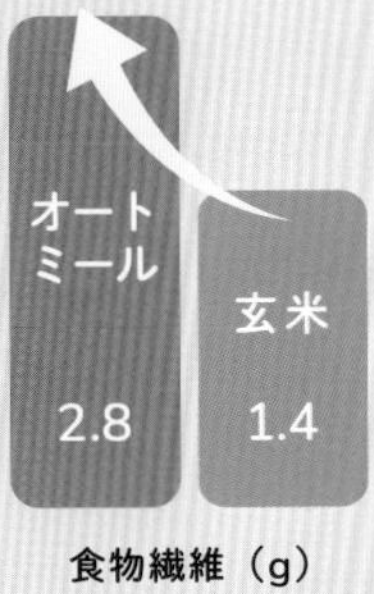

出典：日本食品標準成分表 2020 年版

小麦粉に多いグルテンが ほとんど含まれていない

小麦粉を含む食品は私たちの身近にたくさんあります。しかし、小麦粉のグルテンは過剰に摂りすぎると、腸内環境が乱れると言われています。小麦粉をオートミールに置き換えれば腸活にも！

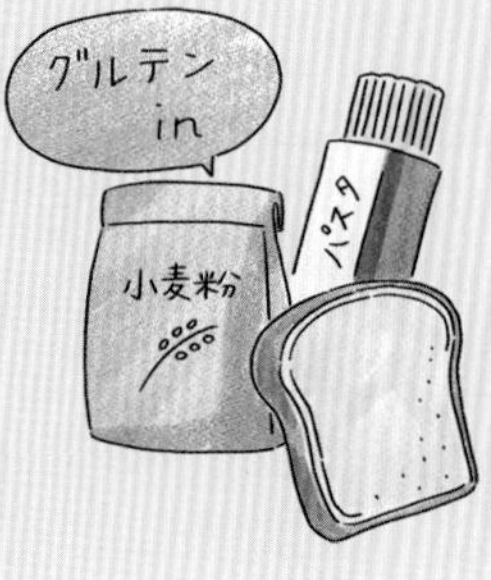

血糖値の上昇を抑制して健康にやせる

やせ体質になると同時に生活習慣病予防にも！

これまで説明してきた通り、オートミールは、**瞬食に重要な栄養素である「ビタミンB群」の含有量が穀物の中でもダントツに高く、他の穀類に比べてGI値も圧倒的に低い**、やせ体質作りに最適な食材です。

そして、**瞬食×オートミールは、一生ものの「太らない体」を手に入れられると同時に、「いつまでも元気でいられる体」も叶えてくれる、そんな食習慣なのです。**これまではダイエットや美容面でのメリットを中心にお伝えしてきましたが、美容にいいということは、当然体にもいいということ。

例えば、**食後の血糖値が急上昇しにくく、血中コレステロールも下がりやすくなるため、血糖値やコレステロールを気にする人にもおすすめ。**つまり、オートミールを食べること自体が、生活習慣病の予防になるのです。また、オートミールはほかの穀類には含まれない**鉄分・カルシウムなどのミネラルも豊富。**これらの栄養素は、女性だけでなくシニア層にとっても不足しがちです。年々食べる量が減り、栄養不足が気になる人にも取り入れやすいとても身近なスーパーフード、それがオートミールです。

ダイエットのために自炊するのがおっくうという人も、毎日何を食べようか考えるのが面倒という人も、瞬食×オートミールの時短で作れる簡単レシピがあれば、**マネするだけですぐに健康的にやせ体質になれます！**

オートミールでコレステロールが低下！

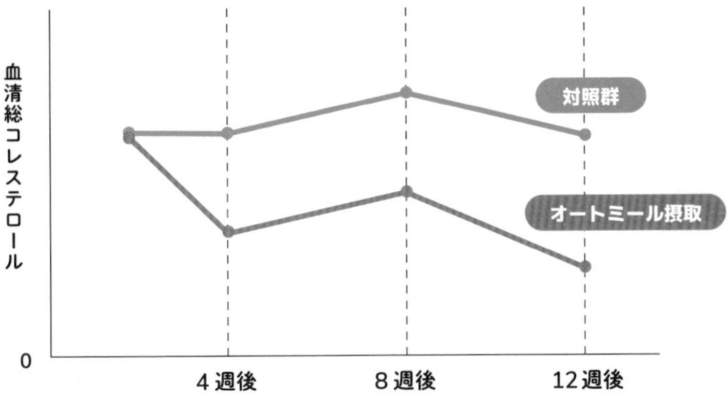

出典：栄養学雑誌 2006 年 64 号、P. 77-86

オートミールはミネラルもたっぷり！

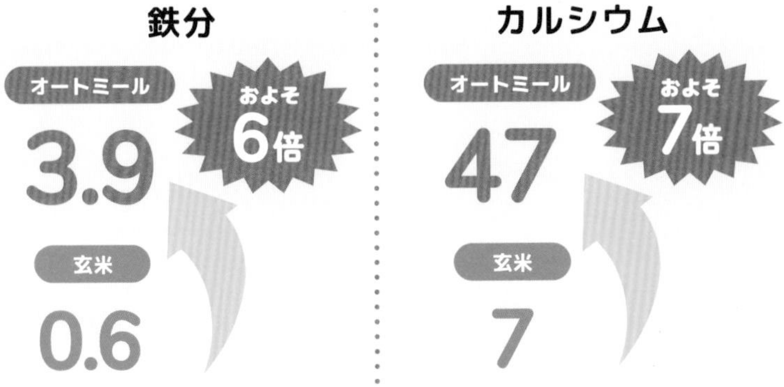

出典：日本食品標準成分表 2020 年版

一緒に食べると効果が爆上がり！ オートミールと相性抜群の瞬食食材

ダイエットを加速するお助け瞬食食材

オートミールは先にご紹介した通り、低糖質で食物繊維に加えてビタミンB群も豊富、満腹感も得られやすい優秀食材ですが、オートミールだけ食べていればOK！というわけではありません。**これに瞬食食材を合わせるからこそ、ダイエット効果が劇的にアップするのです！** 毎食意識して合わせて欲しいのが、**「ビタミンB群」「たんぱく質」「食物繊維」**。代謝を促して脂肪を燃焼し、栄養素も吸収できる体を作ってくれます。

オートミール＋ビタミンB群
＝代謝を促進！

さば缶

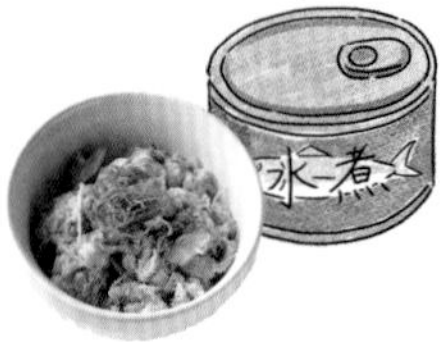

さば缶の混ぜご飯 ➡ P.105

オートミールにプラスしてほしい食材の代表がビタミンB群！ 糖質・脂質・たんぱく質を効率的にエネルギーに変えてくれる、鬼に金棒の栄養素です。糖質をエネルギーに変えるビタミンB6をはじめとしたビタミンB群豊富なさば缶は常備しておくのがおすすめ。

さばバーグ ➡ P.84、
さば缶と舞茸の炊き込みご飯 ➡ P.110

豚肉

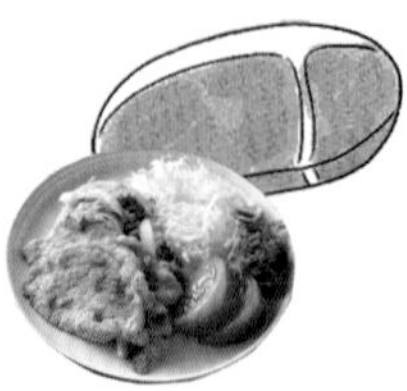

生姜焼き ➡ P.106

がっつりしたイメージがある豚肉ですが、実は優秀な瞬食ダイエット食材。糖質を効率的にエネルギーに変えるビタミンB1の含有量が食材の中でもトップクラス！ ビタミンB6も豊富に含んでいます。疲労回復効果も高いので、お疲れの日にもおすすめです。

お好み焼き ➡ P.66、カレーライス ➡ P68、
肉巻きおにぎり ➡ P.119、炊飯器ポトフ ➡ P.125、
豚汁 ➡ P.129、和風スープカレー ➡ P.134 など

オートミール＋たんぱく質＝筋力アップや美肌にも！

ささみ・鶏むね肉・卵

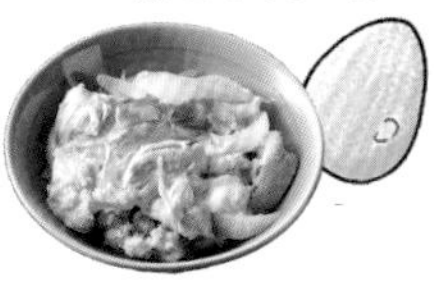

親子丼 ➡ P.63

低カロリー・高たんぱくのささみ・鶏むね肉は、鶏肉の中でも特にビタミン B6 が豊富。積極的に摂りたい食材です。またバランスのいい良質なたんぱく質が摂れる卵もおすすめ。脂質の代謝を促すビタミン B2 が豊富に含まれています。

オムライス ➡ P.58、スパニッシュオムレツ ➡ P.81、
レンチン茶碗蒸し ➡ P115、バンバンジー ➡ P.86、
ガパオライス風 ➡ P.111、ミネストローネ ➡ P.131 など

豆類

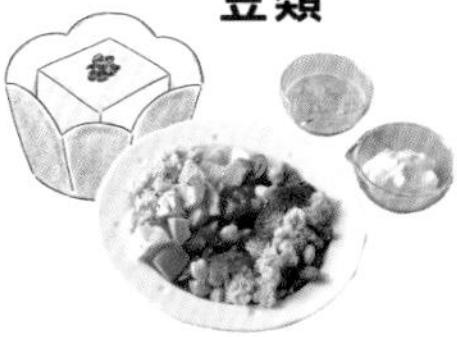

パワーサラダ ➡ P.108

大豆などの豆類も低カロリー・高たんぱくの代表食材。良質なたんぱく質とともにビタミン B 群も豊富な頼りになる食材です。ビタミン B6 を含むビタミン B 群が豊富で、特に糖質をエネルギーに変えるビタミン B1 を多く含みます。

ゴーヤチャンプルー ➡ P.95、すき煮 ➡ P100、
麻婆豆腐 ➡ P.107、お豆腐チヂミ ➡ P.115、
お豆腐ベーグル ➡ P.118、チゲクッパ ➡ P.135 など

オートミール＋食物繊維＝腸活に最適！

海藻類

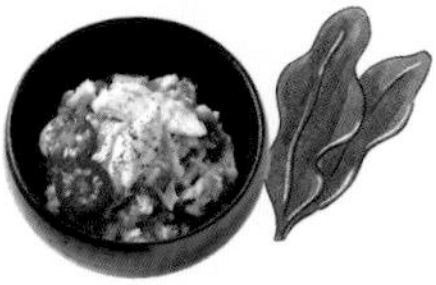

めかぶがゆ ➡ P.104

体内のデトックスは 75％が排便によって行われます。オートミールに不溶性食物繊維を豊富に含む海藻類を加えれば、便秘解消効果がさらに UP！　また、海藻類にはカリウムなどミネラルも豊富で、むくみ解消にも◎

サケの混ぜご飯 ➡ P.103、さつまいもとツナと塩昆布の混ぜご飯 ➡ P.103、
お茶漬け ➡ P.105、和風かんたんスープ ➡ P.124、
お湯を注ぐだけ味噌汁 ➡ P.132 など

きのこ類

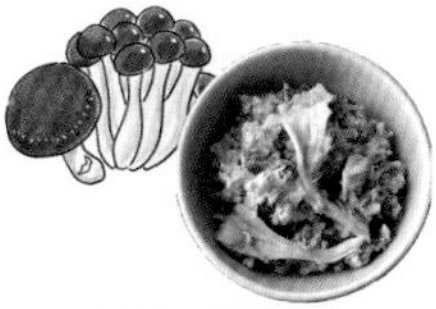

さば缶と舞茸の
炊き込みご飯 ➡ P.110

食物繊維が豊富なきのこ類もおすすめの食材。糖質が少なく低カロリーで、ビタミン B1 や B2、ビタミン D、ミネラルも多く含みます。

海鮮あんかけおこげ風 ➡ P.88、八宝菜 ➡ P.90、
レンジ蒸ししゅうまい ➡ P.94、すき煮 ➡ P.100、
和風スープカレー ➡ P.134 など

やせ調味料に変えるだけでやせる！

太る調味料 太らない調味料を知ろう

オートミールの長所の1つに、**「余計な味付けがされていない」**という点があります。つまり体に不要なもの（添加物や油脂、砂糖など）が含まれていないのです。

だからこそ、せっかくのオートミールを、こってり濃い味付けにしたり、甘くしすぎたりするのは避けたいところです。**濃い味付けや強い甘みはクセになりやすく、慣れてしまうと食欲のコントロールができない「デブ味覚」に陥ってしまう**のです。オートミールダイエットにおいても、31ページで紹介した**「酢、しょうゆ、本みりん、塩麹、塩、味噌」**などのシンプルな調味料を使うことが大切です。

市販のドレッシングやマヨネーズ、トマトケチャップなどは糖質・脂質が高く、また添加物も多くなってしまいます。どうしても使いたい場合には、簡単に手作りできる自家製調味料で代用しましょう。

添加物や余分な油、糖質・脂質が抑えられると同時に、**味を感じるセンサーの衰えを正常に戻し、デブ味覚をリセットする**ことができます。**味覚を感じる細胞は、2週間で新しく生まれ変わるため、**シンプルな素材で酸味や甘み、コク、旨みを料理にプラスする「やせ調味料」を習慣にすれば、味覚と食欲の働きも正常に戻してくれるのです。強烈な甘みなどの刺激を必要としなくなるとともに、ドカ食い、ヤケ食いの予防にもなります。味付けや調味料のひと手間で、食欲を抑えるだけでなく、代謝が良くなり、脂肪を燃焼しやすい体に変化していきますよ。

食べても太らない！やせ調味料

豆乳マヨネーズ

保存期間：冷蔵 2~3 日

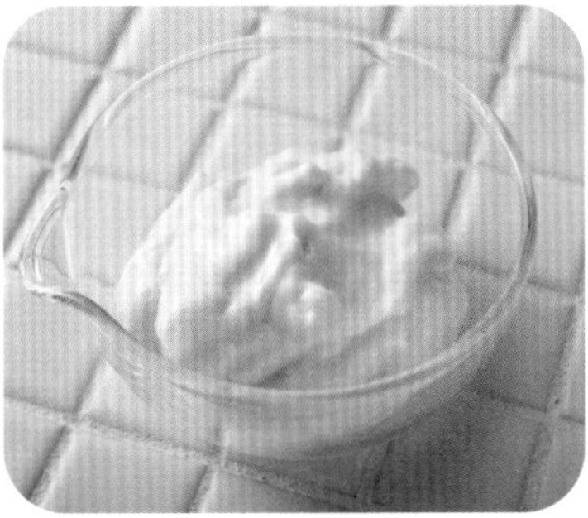

太る調味料の代表格、マヨネーズもオリーブオイルと酢、豆乳で手作りすれば「やせ調味料」に！ **作り方** ➡ P.109

納豆ドレッシング

保存期間：冷蔵 2~3 日

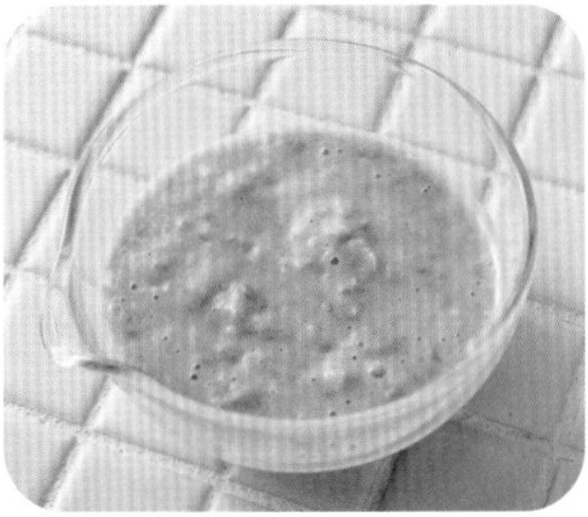

良質なたんぱく質を摂れる納豆ドレッシング。旨みもしっかりあるので、物足りなさを感じさせません！

作り方 ➡ P.109

煮切りみりん

保存期間：冷蔵 2~3 日

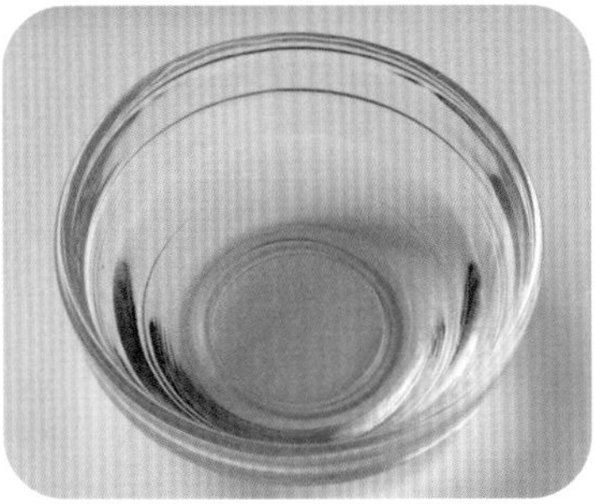

本みりん（200ml）を耐熱容器に入れ、電子レンジで 7 ～ 8 分加熱する（小鍋で 3 ～ 4 分沸騰させるのも◎）。砂糖やはちみつ、ガムシロップなどの代わりに使えば、糖質がカットできます。

みりんケチャップ

保存期間：冷蔵 2~3 日

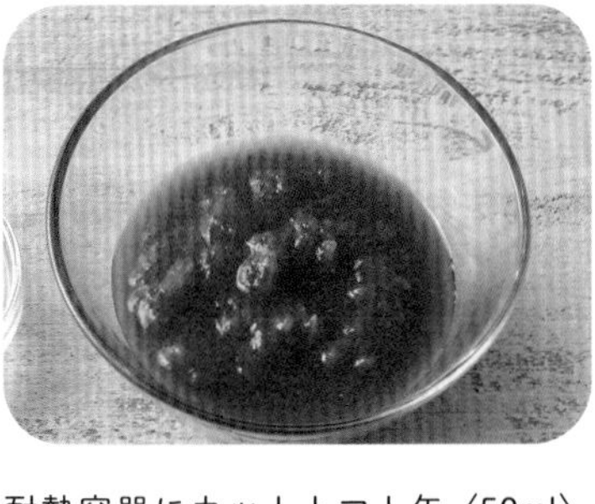

耐熱容器にカットトマト缶〈50ml〉、煮切りみりん〈大さじ 1〉を入れて混ぜ、水分が飛ぶまで、ラップをかけずに電子レンジで 30 秒ずつ加熱する。手作りすれば、旨みも栄養もある調味料に変身しますよ。

さらにキレイ＆健康的にやせる！

美腸＆美肌食材

腸内環境を整えるのが健康美への近道

ダイエットの目的は「やせること」ですが、健康的にやせなければ意味がありません。食事を減らして一時的にやせたとしても、**栄養をきちんと吸収できずにリバウンドしやすい体になるうえ、病気にもなりやすくなってしまいます。**

健康的にやせられる体を作るには「腸活」が必須。オートミールの食物繊維に加えて、菌の力で**腸内環境を整える発酵食を取り入れれば、**「キレイに、健康的に」やせる力をさらに高めることができるのです。

発酵食品をプラスして 美腸＆美肌に！

腸活に効く食材といえば、やはり発酵食品。ビタミンB食材でもある納豆に含まれる納豆菌は、腸内の善玉菌を活性化させます。キムチに含まれる植物性乳酸菌は、胃酸の影響を受けにくいため腸まで届きしっかり働きます。人が成長する上で必要な栄養素を持つ生乳から作られるヨーグルトは、たんぱく質とともにビタミンも豊富。動物性乳酸菌を豊富に含み、腸内環境を良くして、美肌へと導きます。オートミールとの相性もバッチリです。

おからパウダーと米粉で
美肌効果をプラス

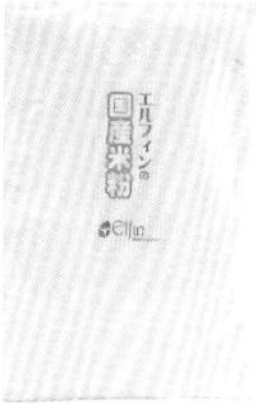

米粉を加えて もっちり食感に

小麦粉の摂りすぎによる腸内環境の悪化を防ぐためには、小麦粉を米粉に置き換えるのも効果的。オートミールだけだとパサついてしまう料理のとき、米粉を少し加えるともっちりとした食感になります。

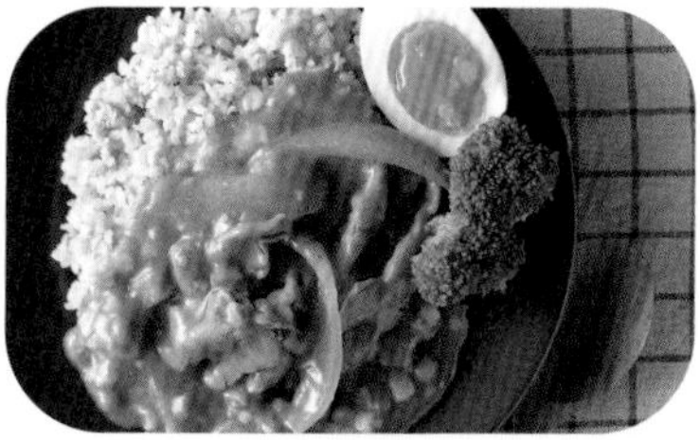

カレーライス ➡ P.68

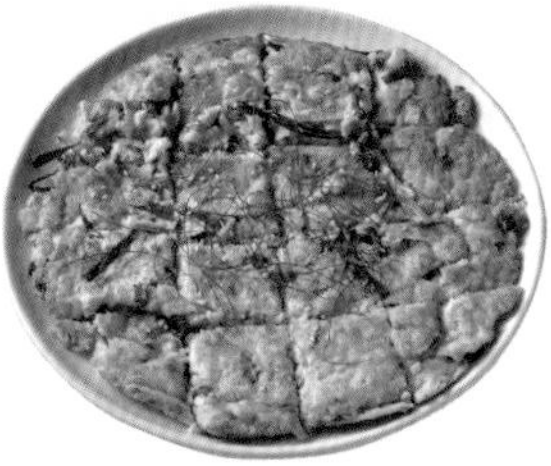

お豆腐チヂミ ➡ P.115

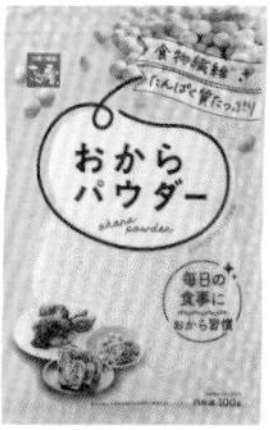

乾燥品を使うと、 ストックもできて便利！

オートミールにちょい足しする食材でおすすめなのが「おからパウダー」。大豆由来のたんぱく質や食物繊維、女性ホルモンに似た働きをする大豆イソフラボンを含み、腸内環境を整える効果とともに、美肌効果も期待できます。

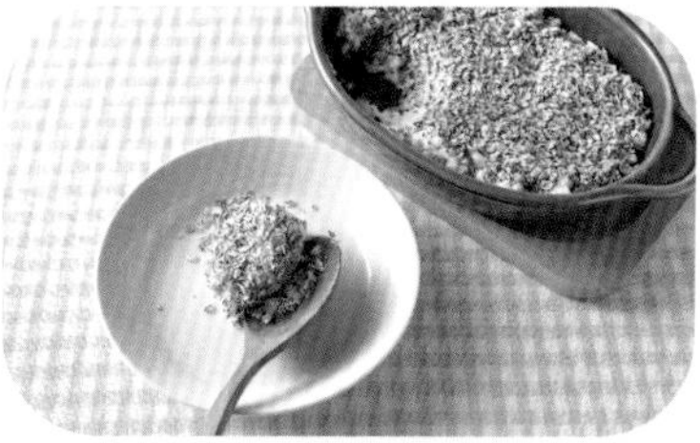

おからのスコップコロッケ ➡ P.93

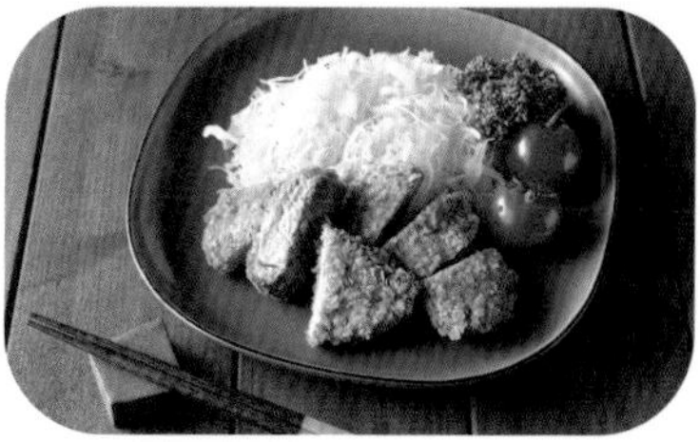

とんかつ ➡ P.98

みんなのオートミールのギモンに答えるQ&A

Q. オートミールが体に合わない人っているの？

A. オートミールに含まれる不溶性食物繊維は、水分を吸ってふくらみ、便のカサを増して腸を刺激し排便を促しますが、摂りすぎることで便秘が悪化することも。便秘がちの人が取り入れる場合には、お腹の状態を観察しながら続けましょう。

Q. 本当にやせられるの？

A. 食べすぎたり、具をのせすぎたりしなければ自然とやせていきます（NGな食べ方はP.52を参照）。

Q. 目標体重をクリアしても続けて大丈夫？

A. 大丈夫です。腸内環境を整え、健康的な状態をキープしてくれますよ。

Q. 間食に取り入れるときに気を付けることは？

A. 1食分のオートミールの目安は30g。ヘルシーだからといって食べ過ぎないよう、1日100g程度までを上限と考えましょう。

Q. 飽きずに食べるコツは？

A. 3章からの「ラクやせレシピ」を参考にいろいろな味にトライしてみてください！

Q. 水でふやかすとだんご状になってしまいます

A. 水分がオートミール全体にかかるようにしてから電子レンジへ。オートミールはくっつきやすいので、レンチンが終わったらすぐに全体を混ぜるようにしましょう。大量に作るとムラになりやすいので、できるだけ１食ずつ作るようにすると◎

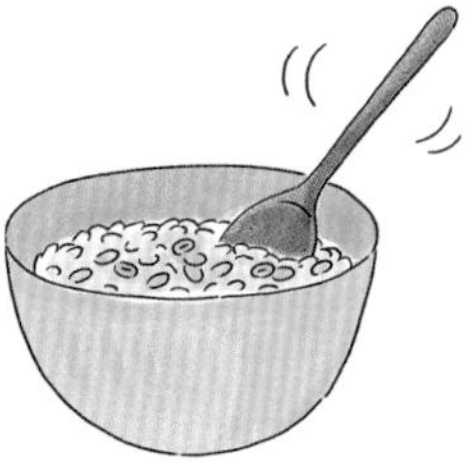

Q. どうやって保存すればいい？

A. オートミールは常温保存が可能ですが、高温多湿の環境はNG。冷蔵庫に入れる場合には温度が低すぎない野菜室に入れるのがおすすめです。

Q. 一緒に食べる家族に気に入ってもらうには？

A. ヨーグルトや牛乳を使ったレシピは、シリアル感覚で食べられるので受け入れやすいはず。雑炊やリゾットも、違和感なく食べられると思いますよ。

Q. グルテンは一切含まれていないの？

A. オートミール自体にグルテンは含まれていませんが、製造過程で混在することがあります。完全にグルテンフリーではないので注意が必要です。

Q 合わせて食べるときに注意すべき食材はある？

A. 糖質の高いドライフルーツなどをトッピングにするときは、量を入れすぎないように注意。炭水化物の多いイモ類なども入れすぎないようにしましょう。

オートミールの
間違った食べ方に注意！

ダイエット向きのオートミールですが、間違った食べ方をすると、逆に太ってしまうことも。以下のような食べ方は注意しましょう。

□ 体にいいからと、たくさん食べすぎる

栄養豊富で、白米や小麦粉に比べて血糖値が上がりにくいオートミールですが、決してカロリーや糖質がまったくないわけではありません。食べすぎれば当然太ってしまうので、ヘルシーだからといってオートミールを使ったスイーツを毎日食べるのも注意が必要です。確かに一般的なお菓子よりは健康的ですが、主食の代わりになるほどの栄養価ですから、食べる量や頻度に注意して、適量を取り入れるようにしましょう。

□ 夜食として、夜遅い時間に食べる

オートミールは夜遅い時間に食べる場合も注意が必要です。一般に、深夜の時間帯の食事は、昼間の食事の 20 倍も太りやすいと言われています。栄養価の高いオートミールは深夜に食べることで、太りやすい食事に変化してしまうのです。またオートミールの不溶性食物繊維は胃の中に停滞する時間が長く、夜遅くに食べると寝ている間にも胃が活動し、体が休まらなくなる原因になってしまいます。できるだけ 21 時前にとるようにしましょう。

□ トッピングや甘味料が多い

シンプルな原料のオートミールですが、いろいろと具を追加しすぎないように注意です。はちみつやジャム、ドライフルーツ、ナッツなど糖質・脂質の多いものをトッピングすればその分太りやすい食事になってしまいます。発酵食品だからといって、キムチやチーズをたっぷりのせて濃い味にするのも同じように注意が必要です。濃すぎる味付けは「デブ味覚」を作る元。せっかくオートミールを食べるなら、味付けもシンプルを目指しましょう。

第3章

すぐ作れて、すぐやせ体質！
瞬食オートミールの

ラクやせレシピ
87

栄養バランスがしっかり取れているのに、
糖質やカロリーが控えめで、調理も簡単！
超クイックレシピから、ボリュームのある主食まで、
ずぼらさんでも手軽にできる
ラクチンやせレシピをご紹介します！

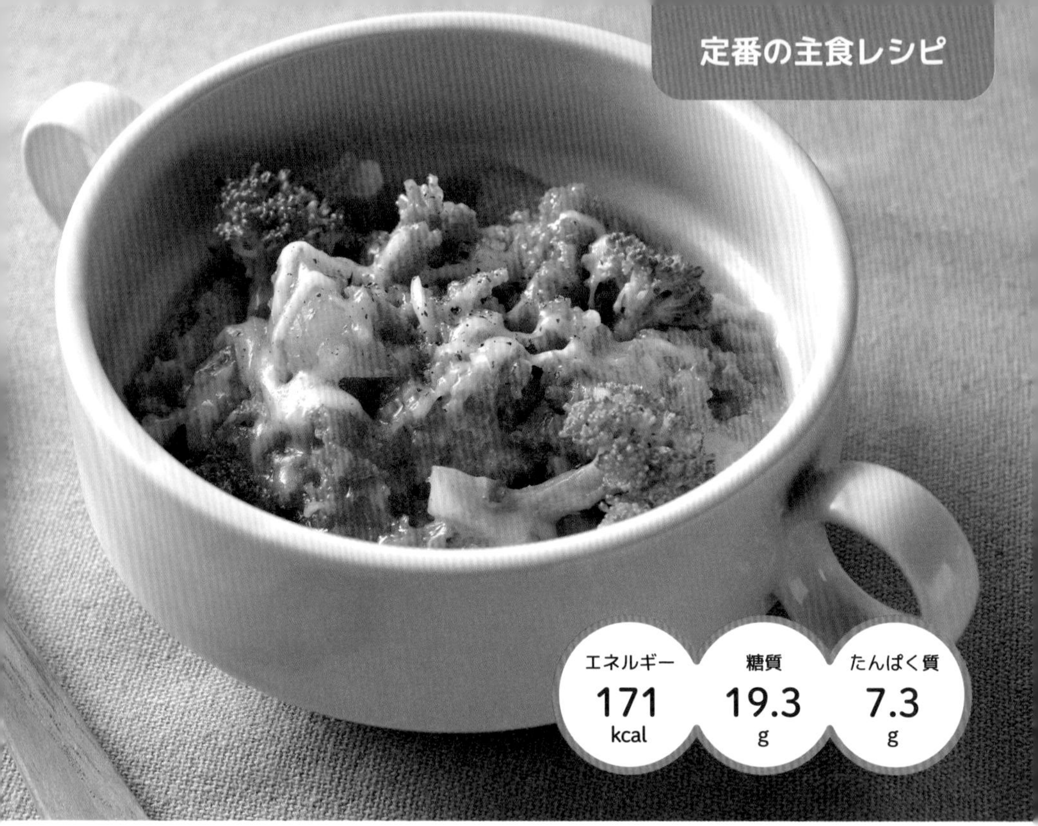

エネルギー	糖質	たんぱく質
171 kcal	19.3 g	7.3 g

ビタミンB	たんぱく質	
トマトジュース ブロッコリー	サラダチキン	免疫力アップ　代謝アップ

トマトジュースで効果的に中性脂肪を抑制

トマトリゾット

5分

材料（1人分）

A
- オートミール …… 30g
- トマトジュース（無塩）…… 80ml
- 顆粒コンソメ …… 小さじ1/2

B
- サラダチキン[※1]（細かく割く）‥ 1/3枚
- 黄パプリカ（乱切り）…… 1/4個
- ブロッコリー（小房に分ける）… 20g
- ピザ用チーズ …… 適量

※1 サラダチキンの作り方はP.87を参照

＊粗びき黒コショウ、パセリはお好みで

作り方

1. 耐熱容器にAを入れてよく混ぜたらBをのせてラップをかけ、電子レンジで2分加熱する。
2. 取り出したらよく混ぜて器に盛る。

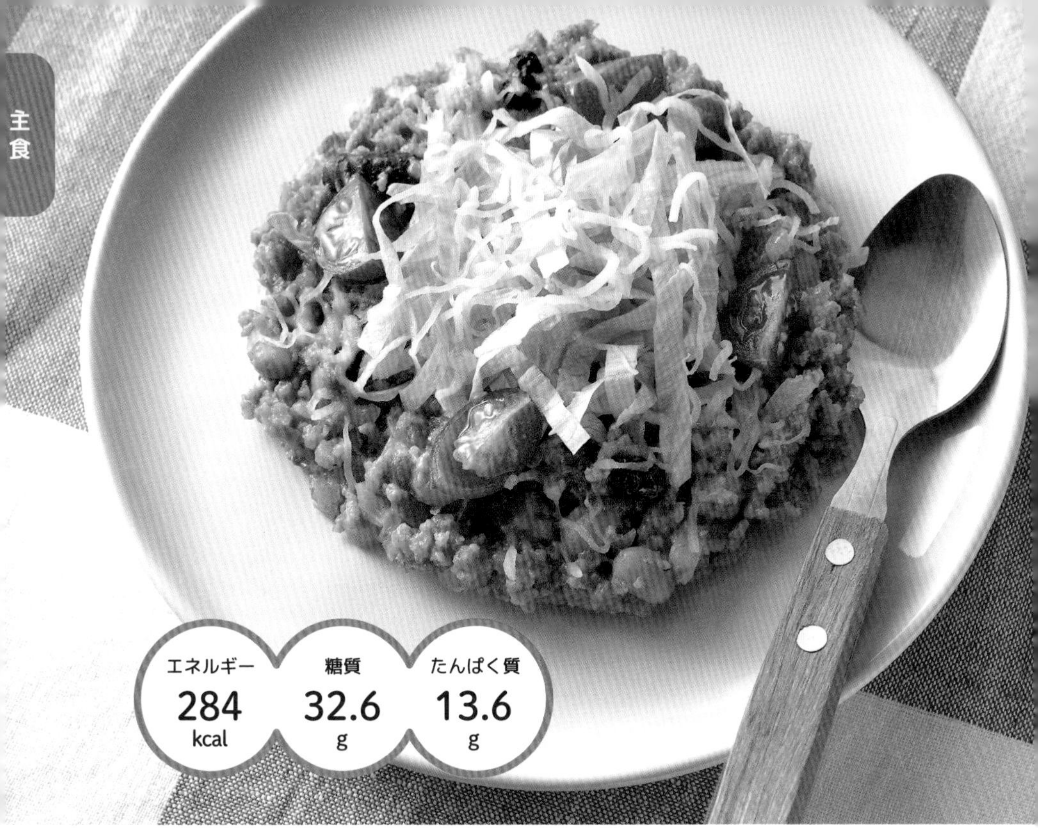
エネルギー
284
kcal
糖質
32.6
g
たんぱく質
13.6
g

ビタミンB	たんぱく質	
トマト 玉ねぎ	豚ひき肉 ミックスビーンズ	脂肪燃焼　美肌

リコピンが豊富なトマトで美容効果も！

タコライス

8分

材料（1人分）

A
- オートミール ………… 30g
- カットトマト缶 ………… 50g
- 煮切りみりん[※1] ·大さじ1
- しょうゆ ………… 小さじ1

B
- 豚ひき肉 ………………… 50g
- 玉ねぎ(みじん切り)… 1/6個
- ミックスビーンズ… 大さじ2

C
- レタス（細切り）……… 1枚
- ミニトマト(4等分)…. 1個
- ピザ用チーズ ………….適量

※1 煮切りみりんの作り方はP.47を参照

作り方

1. 耐熱容器にAを入れてよく混ぜたらBを加え、ラップをかけて電子レンジで2分加熱する。
2. 取り出したらよく混ぜてラップをかけ、再び1分加熱する。
3. 器に盛り、Cをのせる。

のりにはむくみを解消するカリウムがいっぱい！

具沢山キンパ

普段は白米を使う韓国風のり巻きのキンパも置き換えで
糖質オフレシピに変身！
むくみを解消するのりのカリウムに、野菜のビタミンもたっぷり。

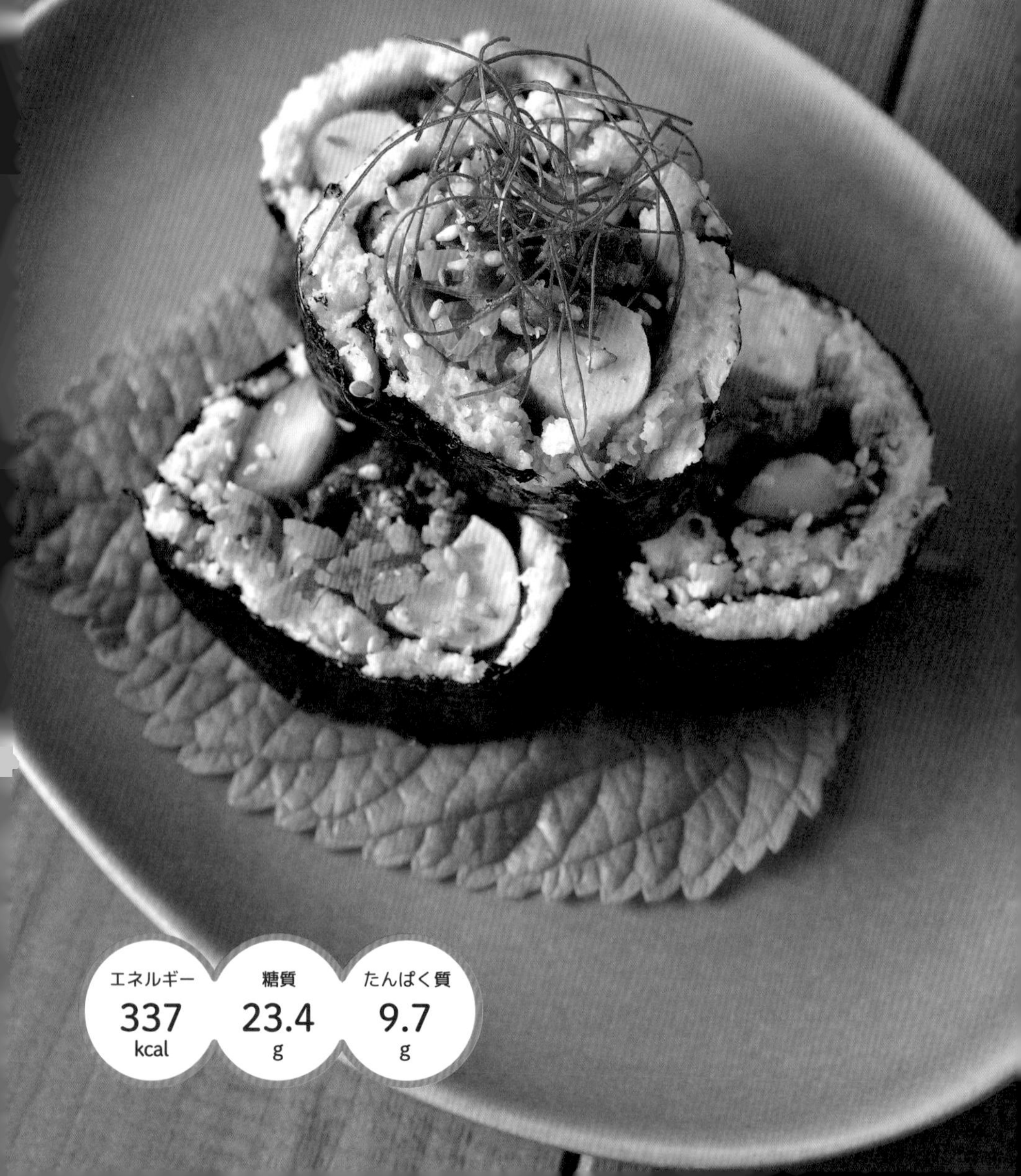

エネルギー	糖質	たんぱく質
337 kcal	23.4 g	9.7 g

ビタミンB	たんぱく質		
きゅうり のり	牛こま肉	筋力アップ むくみ解消	20分

材料（2人分）

A	オートミール	60g
A	水	60ml
B	牛こま肉	80g
B	煮切りみりん※1	大さじ1
B	しょうゆ	大さじ1
B	ごま油	小さじ2
C	にんじん（千切り）	1/3本
C	きゅうり（縦四等分）	1/4本
	焼きのり	1枚

※1 煮切りみりんの作り方はP.47を参照

※2 好みの大きさに切り分ける

*厚焼き玉子、糸唐辛子、白ごまはお好みで

作り方

1. フライパンにBのごま油を熱し、残りの材料を加えて炒める。
2. 耐熱容器にAを入れてよく混ぜ、ラップをせずに電子レンジで2分加熱する。取り出したらフォークなどでほぐす。
3. 焼きのりに2を温かいうちにしき詰め、手前側に1、Cを置き、ラップで巻いて器に盛る※2。

やせ食材アレンジメモ！

キンパに巻く具材は、ビタミンB群を豊富に含むアボカドや、お手軽にたんぱく質が摂れるさば缶などもおすすめです！

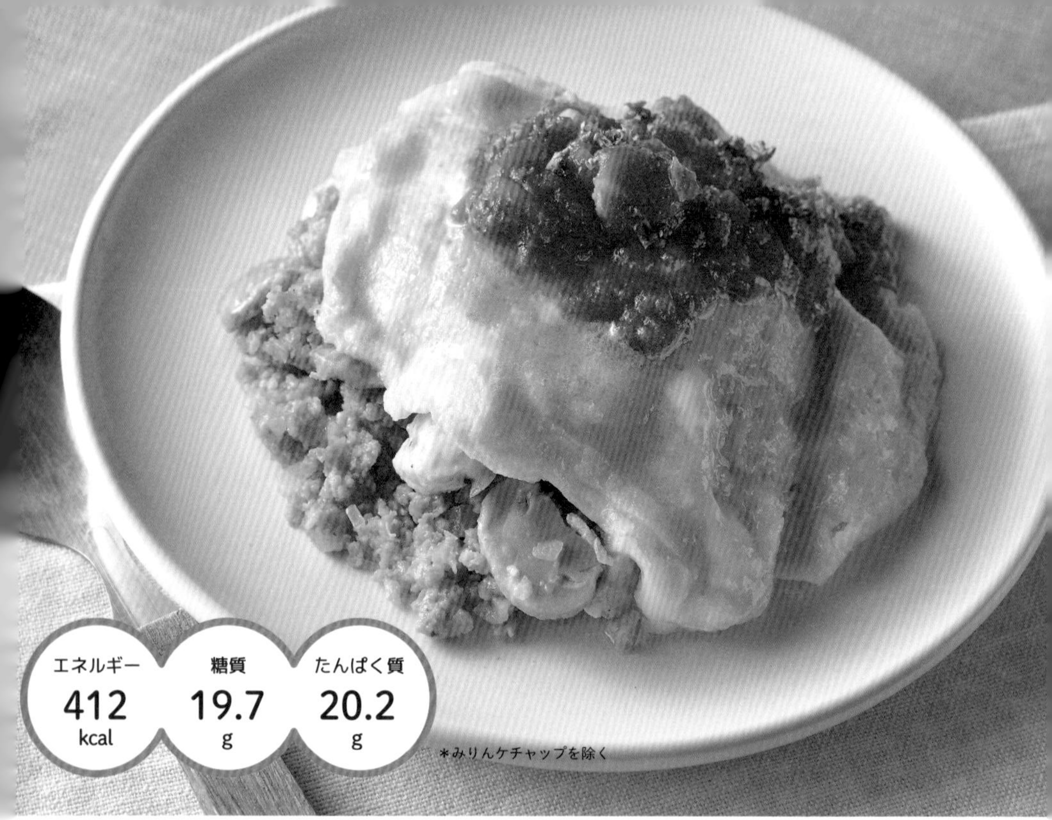
エネルギー
412
kcal
糖質
19.7
g
たんぱく質
20.2
g
＊みりんケチャップを除く

ビタミンB
トマトジュース
マッシュルーム

たんぱく質
鶏むね肉
卵

むくみ解消　美肌

特製簡単ケチャップで糖質をカット

オムライス

10分

材料（1人分）

A
- オートミール………… 30g
- トマトジュース（無塩）………………50ml
- コンソメ顆粒‥小さじ1/4
- バター………………10g

B
- 鶏むね肉………………50g
- 玉ねぎ（みじん切り）………………1/6個
- マッシュルーム水煮缶………………5片

- 塩・コショウ………………少々
- 溶き卵………………1個分
- 米油………………小さじ2

※1 みりんケチャップの作り方は P.47を参照

＊パセリはお好みで

作り方

1. 耐熱容器にAを入れてよく混ぜたらBを加え、ラップをかけて電子レンジで2分加熱する。
2. 取り出したらよく混ぜてラップをかけ、再び1分加熱し、塩・コショウで味をととのえる。
3. 米油をひいて中火で温めたフライパンで溶き卵を薄く焼き、器に盛った**2**にのせてみりんケチャップ※1をかける。

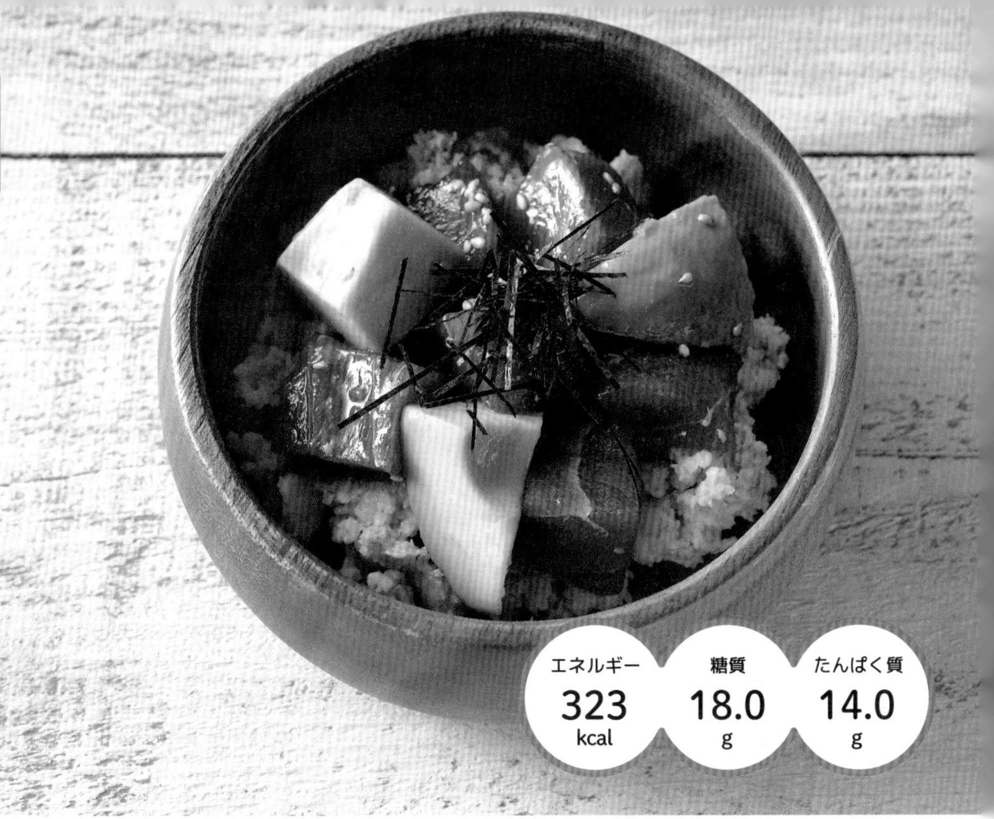

エネルギー 323 kcal
糖質 18.0 g
たんぱく質 14.0 g

ビタミンB
アボカド
のり

たんぱく質
まぐろ赤身

代謝アップ　疲労回復

和えてオートミールご飯にのせるだけ！

即席和風ポキ丼

6分

材料（1 人分）

A	オートミール	30g
	水	50ml
B	まぐろ赤身（3cm 角切り）	50g
	アボカド（3cm 角切り）	1/2 個
	しょうゆ	小さじ 2
	ごま油	小さじ 1
	おろし生姜	少々
刻みのり		少々

＊白ごまはお好みで

作り方

1. 耐熱容器に A を入れてよく混ぜたらラップをせずに電子レンジで 2 分加熱する。取り出したらフォークなどでほぐして器に盛る。

2. ポリ袋に B を入れてよく和えたら **1** にのせる。

3. 刻みのりをかける。

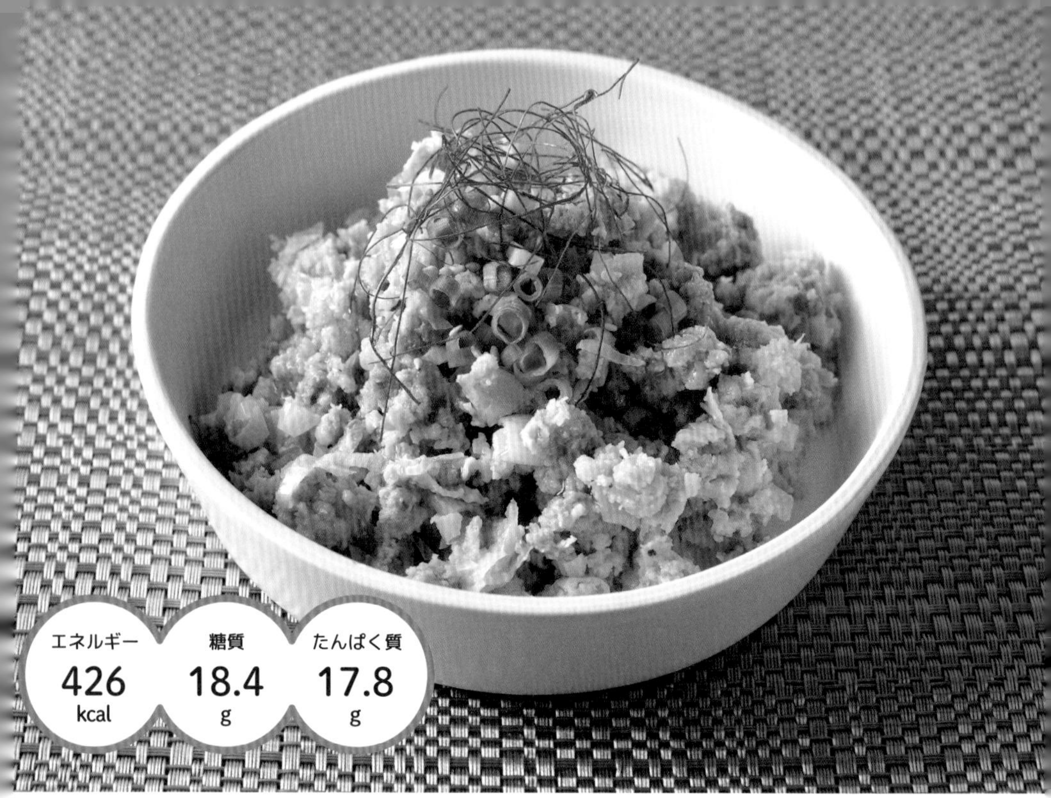

エネルギー	糖質	たんぱく質
426 kcal	18.4 g	17.8 g

ビタミンB	たんぱく質	
長ねぎ	白練りごま 豚ひき肉	脂肪燃焼　疲労回復

減量中のラーメン欲が満たされる

担々麺風ご飯

8分

材料（1 人分）

A	オートミール	30g
	水	50ml
	鶏がらスープの素	小さじ 1/2
	白練りごま	大さじ 2
B	豚ひき肉	50g
	長ねぎ（みじん切り）	1/4 本

＊糸唐辛子、青ねぎはお好みで

作り方

1. 耐熱容器に A を入れてよく混ぜたら B を加え、ラップをかけて電子レンジで 2 分加熱する。
2. 取り出したらよく混ぜてラップをかけ、再び 1 分加熱してから器に盛る。

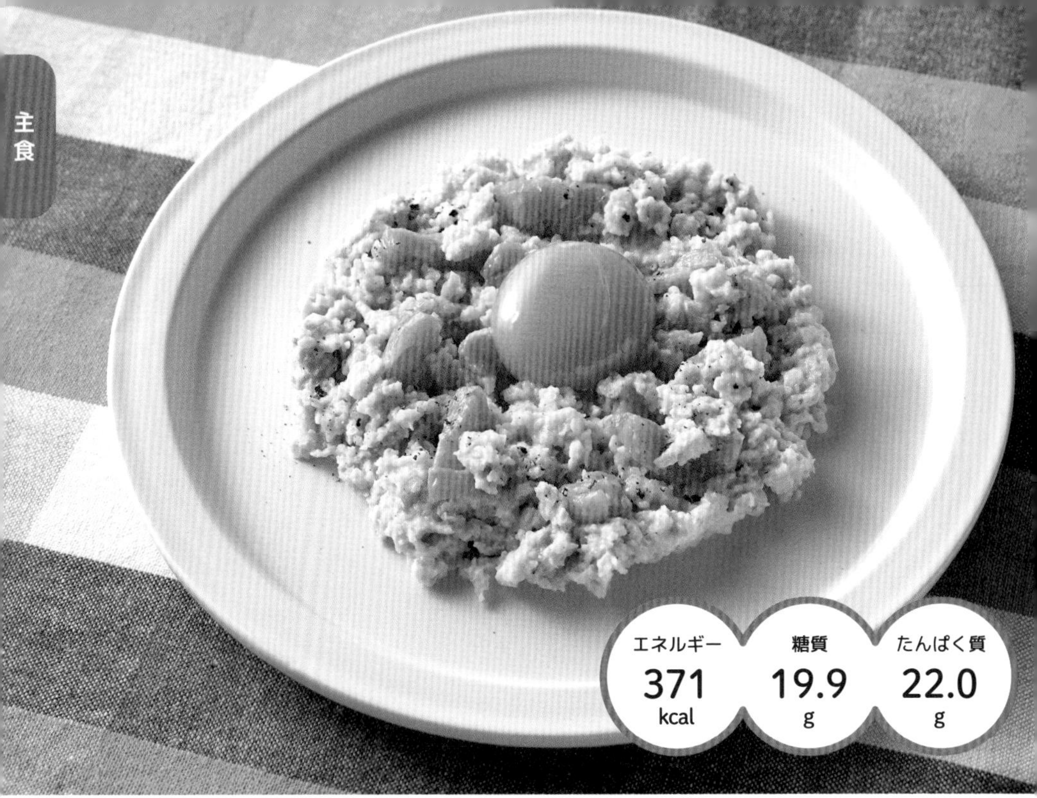

エネルギー	糖質	たんぱく質
371 kcal	19.9 g	22.0 g

ビタミンB	たんぱく質	
玉ねぎ	無調整豆乳 チーズ サーモン 卵	免疫力アップ　美肌

サケのアスタキサンチンで血管を若々しく

サーモンカルボナーラ風ご飯

8分

材料（1人分）

A
- オートミール ……………………30g
- 無調整豆乳 ……………………50ml
- 玉ねぎ（みじん切り）……… 1/6 個
- 粉チーズ ……………………大さじ 2
- コンソメ顆粒 ……………小さじ 1/2

刺身用サーモン（4cm 拍子木切り）
……………………………………3 切れ

卵黄 ………………………………1 個

＊粗びき黒コショウはお好みで

作り方

1. 耐熱容器に A を入れてよく混ぜ、ラップをかけて電子レンジで 2 分加熱する。
2. 取り出したら刺身用サーモンを加えてよく混ぜる。
3. 器に盛り、中央に卵黄をのせる。

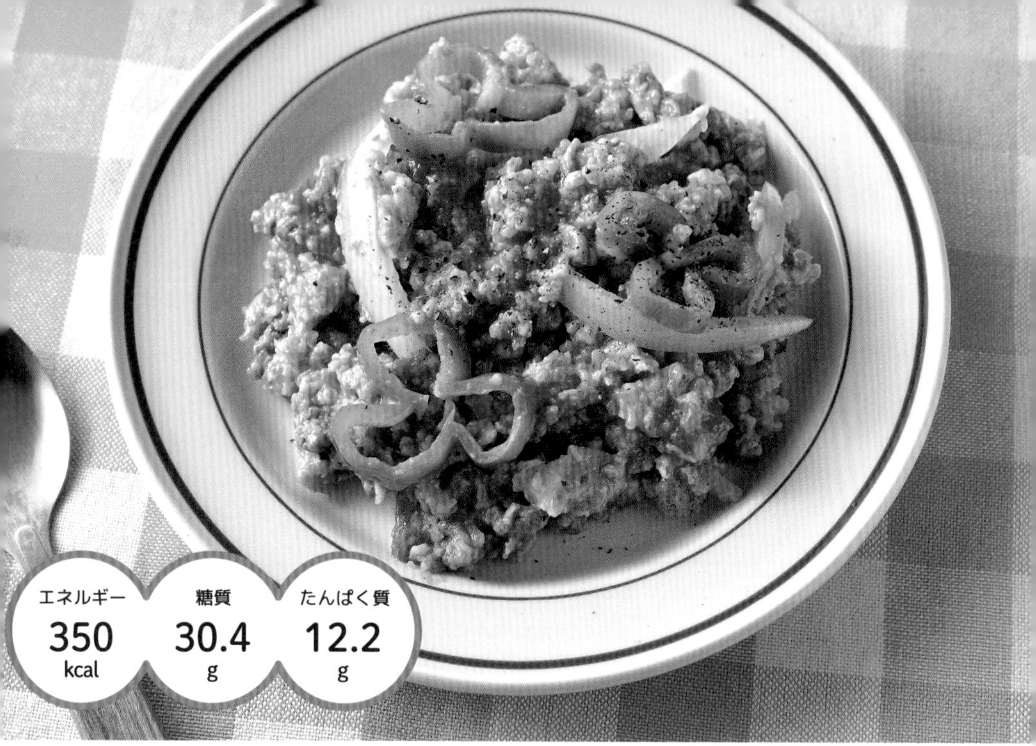
エネルギー
350
kcal
糖質
30.4
g
たんぱく質
12.2
g

ビタミンB	たんぱく質	
トマト ピーマン	合びき肉	筋力アップ　血液サラサラ

減量中でもOKな新感覚ナポリタン

ナポリタン風ご飯

8分

材料（1人分）

A	オートミール	30g
	カットトマト缶	50g
	煮切りみりん※1	大さじ1
	バター	10g
	塩・コショウ	少々
B	合びき肉	50g
	玉ねぎ（くし形切り）	1/6個
	ピーマン（5mm幅輪切り）	1/2個

※1 煮切りみりんの作り方はP.47を参照

＊粗びき黒コショウはお好みで

作り方

1. 耐熱容器にAを入れてよく混ぜたらBを加え、ラップをかけて電子レンジで2分加熱する。
2. 取り出したらよく混ぜてラップをかけ、再び1分加熱してから器に盛る。

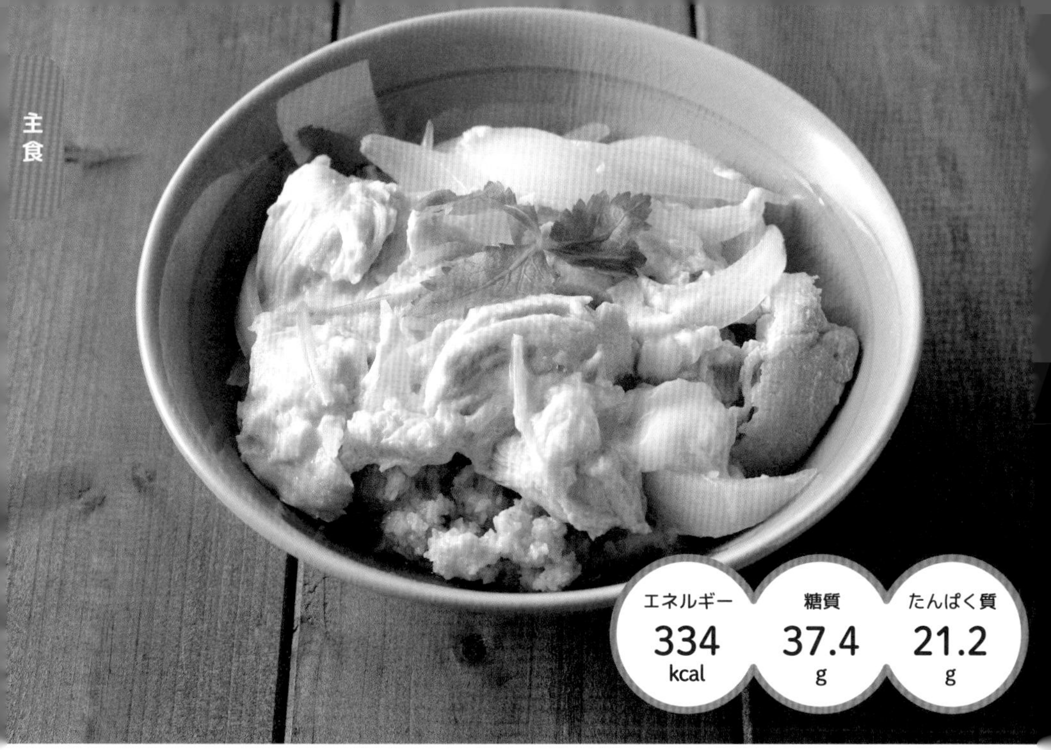

エネルギー 334 kcal　糖質 37.4 g　たんぱく質 21.2 g

ビタミンB：玉ねぎ

たんぱく質：サラダチキン　卵

免疫力アップ　代謝アップ

高たんぱくのサラダチキンで時短！

親子丼

8分

材料（1人分）

A
- オートミール ……… 30g
- 水 ……… 50ml

B
- 水 ……… 50ml
- 煮切りみりん※1 ……… 大さじ2
- しょうゆ ……… 大さじ1
- サラダチキン※2（細かく裂く）… 1/2枚
- 玉ねぎ（くし形切り）……… 1/6個
- 顆粒だしの素 ……… 小さじ1/4

溶き卵 ……… 1個分

※1 煮切りみりんの作り方はP.47を参照

※2 サラダチキンの作り方はP.87を参照

＊三つ葉はお好みで

作り方

1. 耐熱容器にAを入れてよく混ぜ、ラップをかけて電子レンジで2分加熱する。取り出してフォークなどでほぐし、器に盛る。
2. フライパンにBを入れて中火で加熱する。ひと煮立ちしたら玉ねぎがしんなりするまで弱火で煮て、溶き卵を回し入れ、蓋をして蒸らす。
3. 卵が好みの固さになったら1の上に盛り付ける。

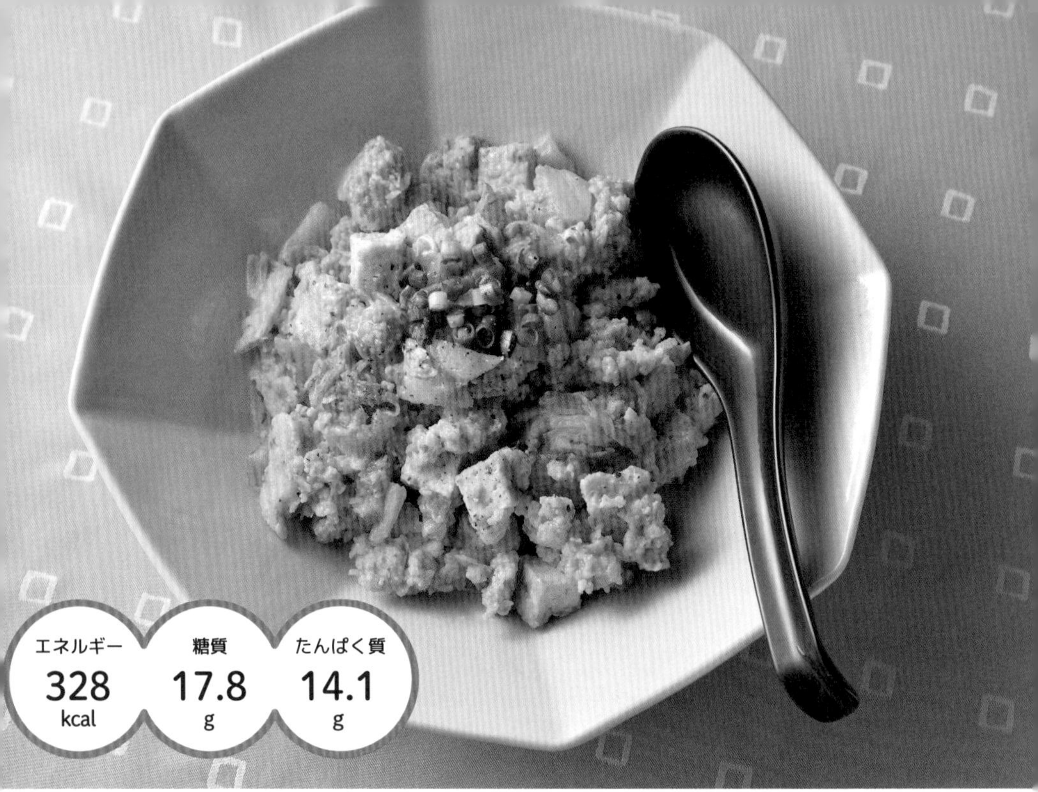

エネルギー 328 kcal
糖質 17.8 g
たんぱく質 14.1 g

ビタミンB
白菜キムチ

たんぱく質
卵
厚揚げ

デトックス　代謝アップ

キムチの乳酸菌パワーでお腹すっきり

キムチチャーハン

7分

材料（1人分）

A
- オートミール …… 30g
- 水 …… 50ml
- 鶏がらスープの素 …… 小さじ ¼

B
- 卵 …… 1個
- 白菜キムチ（みじん切り）…… 30g
- 厚揚げ（1cm 角切り）…… 30g
- ごま油 …… 小さじ 2
- しょうゆ …… 小さじ 1
- 塩・コショウ …… 少々

＊青ねぎはお好みで

作り方

1. 耐熱容器に A を入れてよく混ぜたら B を加え、ラップをかけて電子レンジで 1 分加熱する。
2. 取り出したらよく混ぜてラップをかけ、再び 1 分加熱してから器に盛る。

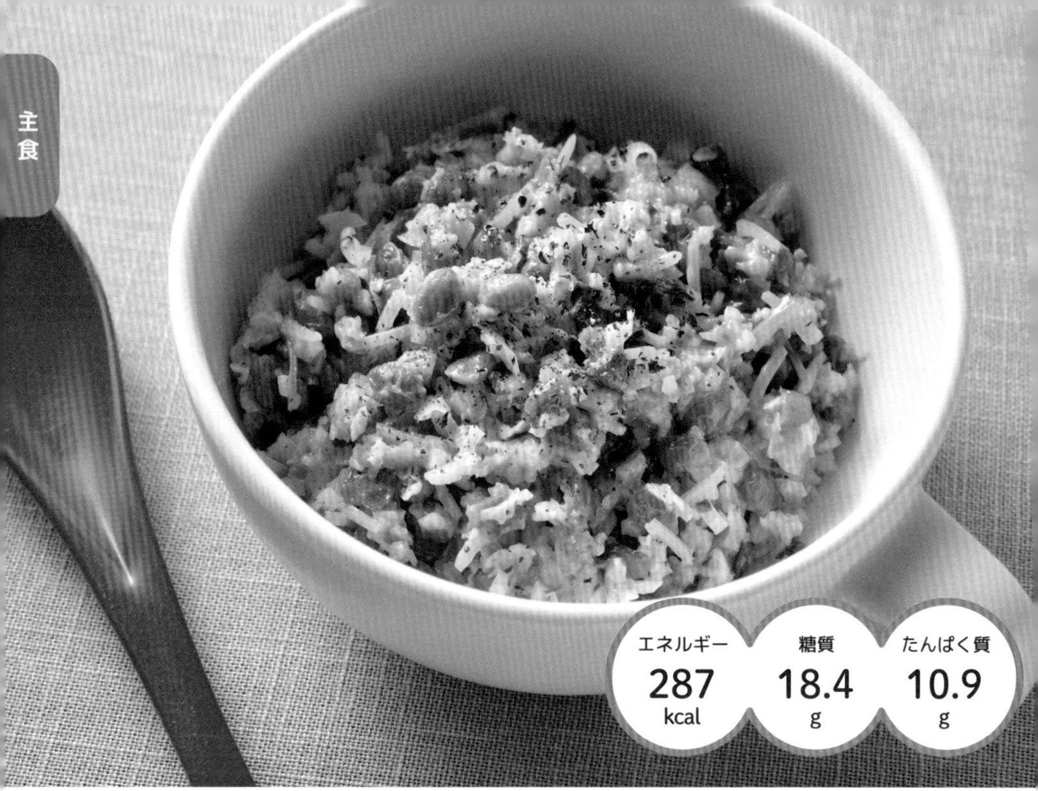
エネルギー
287
kcal
糖質
18.4
g
たんぱく質
10.9
g

ビタミンB	たんぱく質	
長ねぎ 豆苗	納豆	便秘解消　代謝アップ

発酵食材×食物繊維で腸活！

納豆チャーハン

6分

材料（1人分）

A
- オートミール……30g
- 水……50ml
- 鶏がらスープの素……小さじ1/4

B
- 長ねぎ（みじん切り）……1/4本
- 豆苗（みじん切り）……1/4袋
- 納豆……1パック
- ごま油……小さじ2
- しょうゆ……小さじ1
- 塩・コショウ……少々

＊粗びき黒コショウはお好みで

作り方

1. 耐熱容器にAを入れてよく混ぜたらBを加え、ラップをかけて電子レンジで1分加熱する。
2. 取り出したらよく混ぜてラップをかけ、再び1分加熱してから器に盛る。

減量中は手を出しづらい粉もんを楽しめる！

お好み焼き

粉類不要！　小麦粉やお好み焼き粉を
オートミールに置き換えることで、なんと糖質約20%カット！
もちもちの生地が食べ応え満点で、
腹持ちもバッチリな主食に。

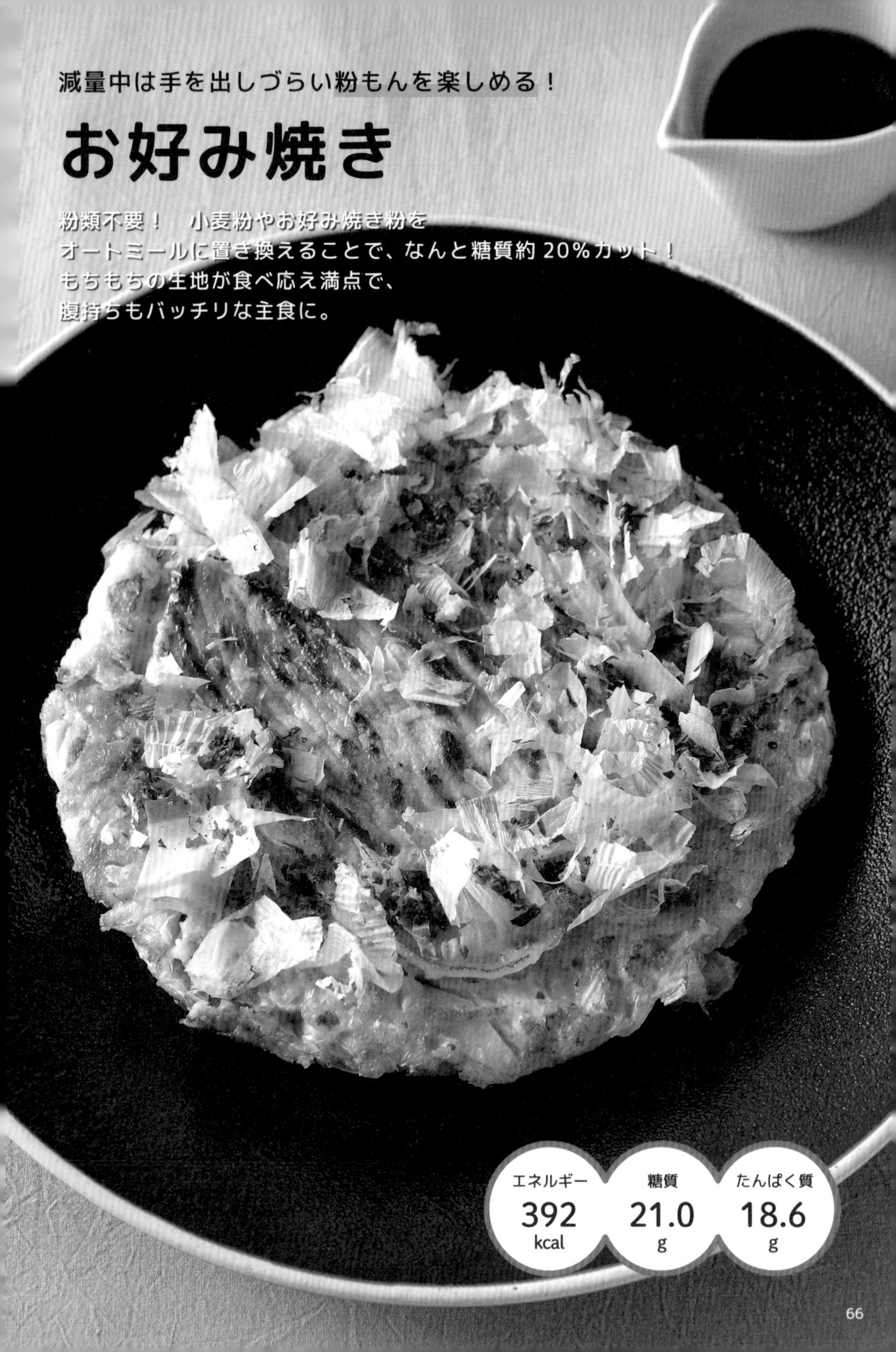

エネルギー	糖質	たんぱく質
392 kcal	21.0 g	18.6 g

ビタミンB
キャベツ

たんぱく質
卵
豚もも肉

脂肪燃焼　デトックス
むくみ解消

10分

材料（1人分）

A
- オートミール ……………… 30g
- 水 ……………………………… 50ml
- 鶏がらスープの素 ……… 小さじ1/4

B
- キャベツ（千切り）………… 100g
- 卵 ……………………………… 1個
- 鰹節 …………………………… 4g

豚もも薄切り肉 ……………… 2枚
米油 ……………………… 大さじ1

＊鰹節、青のり、しょうゆはお好みで

作り方

1. 耐熱容器にAを入れてよく混ぜたらラップをせずに電子レンジで2分加熱する。取り出したらフォークなどでほぐし、Bと合わせてよく混ぜる。
2. フライパンに米油をひき、広げた豚肉の両面を焼く。火が通ったら**1**をのせて丸く形を整える。
3. 焼き色がついたら裏返し、蓋をして5分蒸し焼きにする。中まで火が通ったら皿にのせる。

これでやせ体質に！

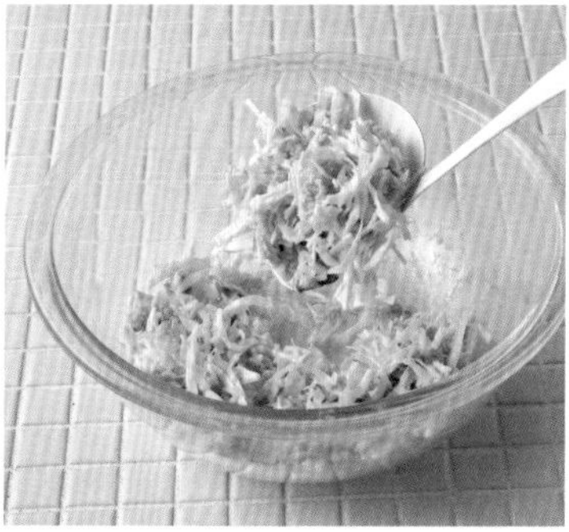

オートミールは小麦粉の置き換えとして最適な食材。カロリーが控えめなのに、食物繊維やビタミンが豊富なので、満足感を損なわずにダイエット効果が得られます。また、キャベツの千切りは冷凍保存しておくと便利です！

やせ食材アレンジメモ！

「マヨネーズもやっぱり欲しい！」という人は、豆乳マヨネーズ（P.109）をかけると満足感がアップ！　桜えびをちょい足しすれば、たんぱく質もプラスできます。

人気メニューも糖質＆カロリー大幅カット！

カレーライス

みんな大好き！　でも太りやすいカレー。
オートミールを米化し、
ルウをカレー粉と米粉に代えると減量中の強い味方に。
ミックスベジタブルで時短も実現！

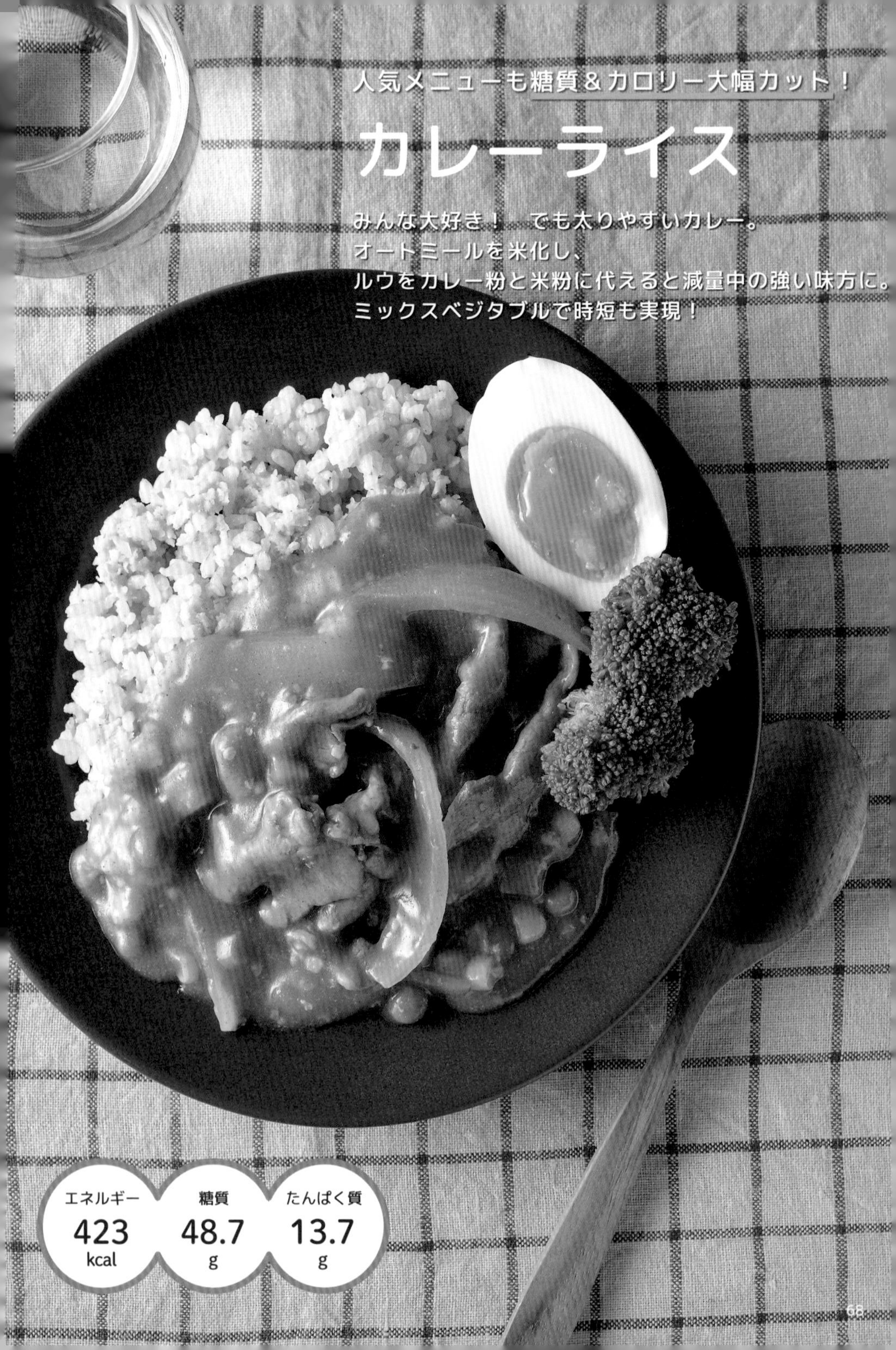

エネルギー	糖質	たんぱく質
423 kcal	48.7 g	13.7 g

ビタミンB
玄米
玉ねぎ

たんぱく質
豚こま肉

脂肪燃焼　便秘解消

15分

材料（2人分）

- A
  - オートミール……60g
  - 水……100ml
- 玄米ごはん……120g
- 豚こま肉……80g
- 玉ねぎ（くし形切り）……1/2個
- ミックスベジタブル……50g
- 米油……大さじ1
- カレー粉……小さじ2
- B
  - 水……400ml
  - 煮切りみりん※1……大さじ1
  - しょうゆ……小さじ1
  - コンソメ顆粒……小さじ1
  - 塩・コショウ……少々
- 水溶き米粉……適量

※1 煮切りみりんの作り方はP.47を参照

＊ゆでブロッコリー、ゆで卵（1/2個）はお好みで

作り方

1. 鍋に米油をひき、玉ねぎ、ミックスベジタブル、豚肉、カレー粉、Bの順に加えて7分煮る。
2. 具材がやわらかくなったら水溶き米粉を回し入れ、とろみがつくまで混ぜながら加熱し、塩・コショウ（分量外・少々）で味をととのえる。
3. 耐熱容器にAを入れてよく混ぜたら、ラップをせずに電子レンジで2分加熱する。取り出したら玄米と混ぜ合わせ、皿に盛り**2**をかける。

これでやせ体質に！

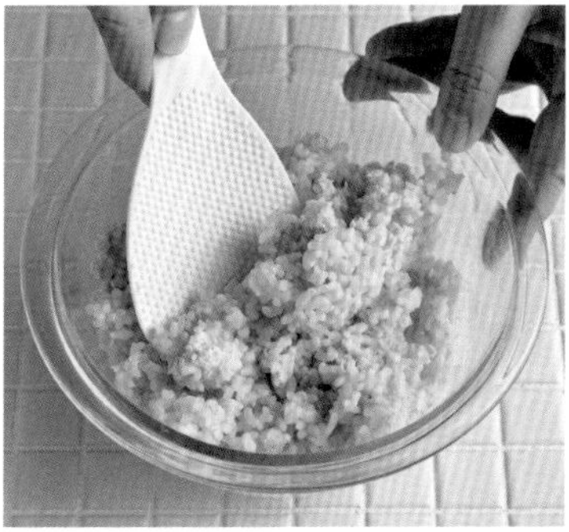

オートミールにもちもちとした食感の玄米を加えれば、食べ応えがUPします！糖質は抑えたいので、オートミールと玄米の割合を1：2にするのがおすすめです。

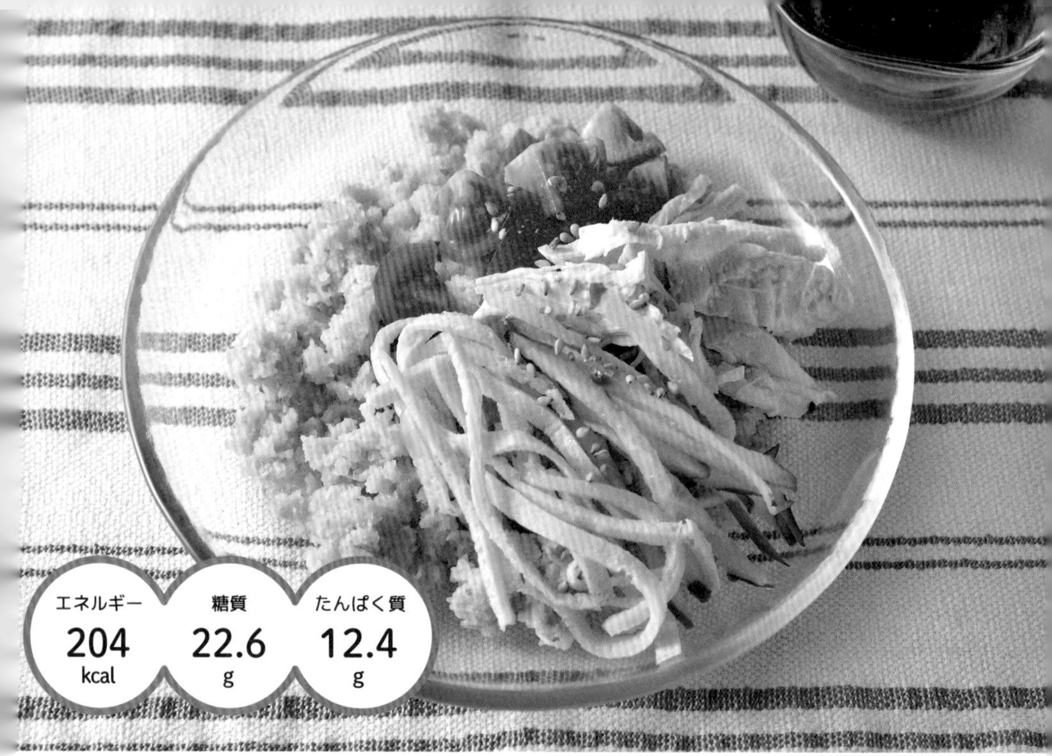

エネルギー 204 kcal　糖質 22.6 g　たんぱく質 12.4 g

ビタミンB
ミニトマト
きゅうり

たんぱく質
卵
サラダチキン

むくみ解消　美肌

市販のサラダチキンをうまく使って時短に！

冷やし中華風ご飯

10分

材料（2人分）

A
- オートミール …………60g
- 水 …………100ml

B
- しょうゆ …………大さじ1
- 酢 …………大さじ1
- 煮切りみりん※1 …………大さじ1
- 水 …………大さじ1

溶き卵 …………1個分

C
- サラダチキン※2（細かく裂く）……大さじ1
- ミニトマト（4等分）…2個
- きゅうり（千切り）…1/3本

※1 煮切りみりんの作り方はP.47を参照
※2 サラダチキンの作り方はP.87を参照

＊白ごま、ごま油はお好みで

作り方

1. 耐熱容器にAを入れてよく混ぜたらラップをせずに電子レンジで2分加熱する。取り出したらフォークなどでほぐして器に盛る。
2. 弱火で温めたフライパンに溶き卵を流し入れて薄焼き卵を作り、粗熱を取ったらくるくると巻いて細く切る。
3. 1に2、Cをのせ、混ぜ合わせたBをかける。

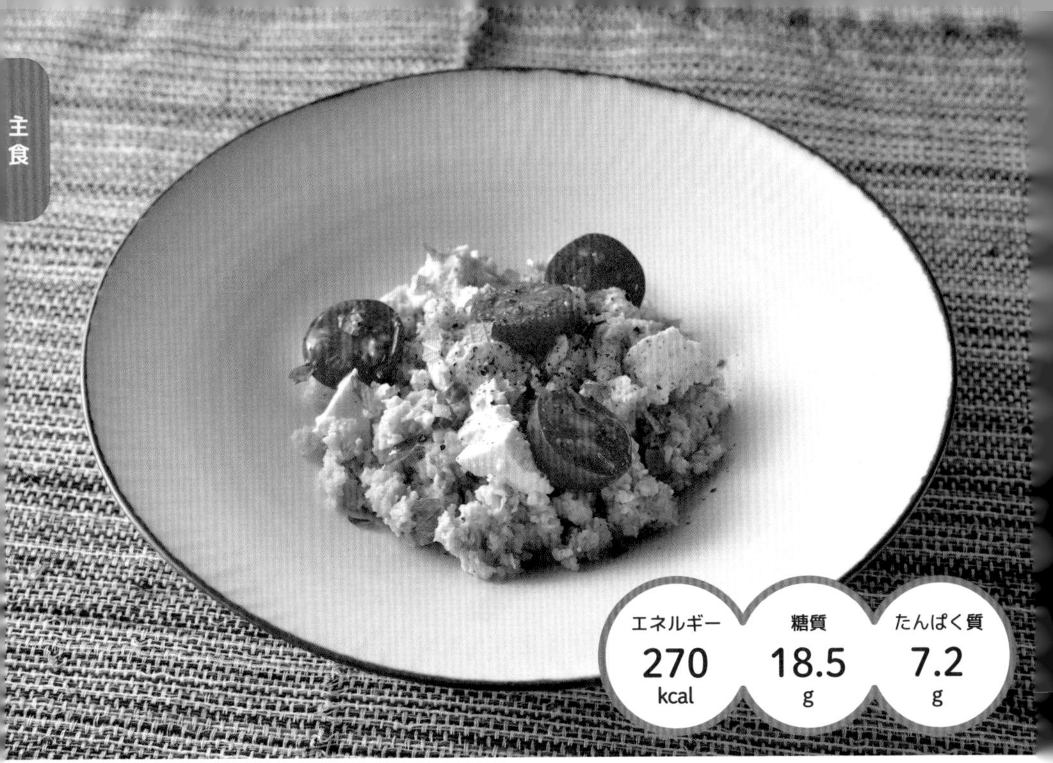

エネルギー	糖質	たんぱく質
270 kcal	18.5 g	7.2 g

ビタミンB	たんぱく質	
ミニトマト 大葉	木綿豆腐	デトックス　美肌

薬味を活用して調味料の糖分をカット！

和風カプレーゼ混ぜご飯

8分

材料（1人分）

A
- オートミール……30g
- 水……50ml
- 塩……ひとつまみ

B
- 木綿豆腐（一口大にちぎる）…50g
- 大葉（粗みじん切り）……1枚
- ミニトマト（二等分）……2個

オリーブオイル……大さじ1

＊粗びき黒コショウはお好みで

作り方

1. 耐熱容器にAを入れてよく混ぜ、ラップをせずに電子レンジで2分加熱する。
2. 取り出したらフォークなどでほぐし、Bを加えて混ぜる。
3. 器に盛り、オリーブオイルをかける。

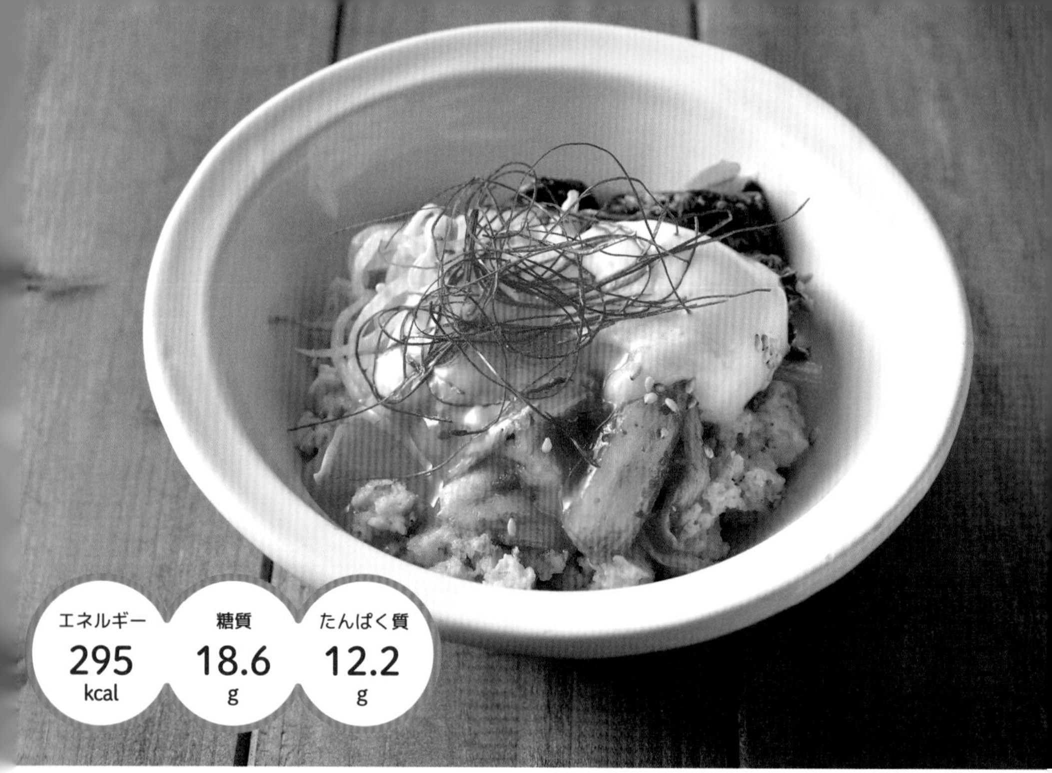

エネルギー 295 kcal
糖質 18.6 g
たんぱく質 12.2 g

ビタミンB	たんぱく質
ほうれん草 豆もやし 白菜キムチ	温泉卵

デトックス　冷え解消

歯ごたえシャキシャキで満足感 UP ！

ビビンバ風ご飯

12分

材料（1人分）

A
- オートミール……30g
- 水……50ml

ほうれん草……1株
豆もやし……80g

B
- ごま油……小さじ2
- しょうゆ……小さじ1
- おろしにんにく……少々

白菜キムチ……30g
温泉卵……1個

＊糸唐辛子、白ごまはお好みで

作り方

1. 耐熱容器に A を入れてよく混ぜ、ラップをせずに電子レンジで 2 分加熱する。取り出したらフォークなどでほぐし、器に盛る。
2. 鍋に湯を沸かして豆もやし、ほうれん草の順にゆで、水気を絞ったらまとめて B の調味料で和える。
3. **1** にキムチ、**2**、温泉卵をのせる。

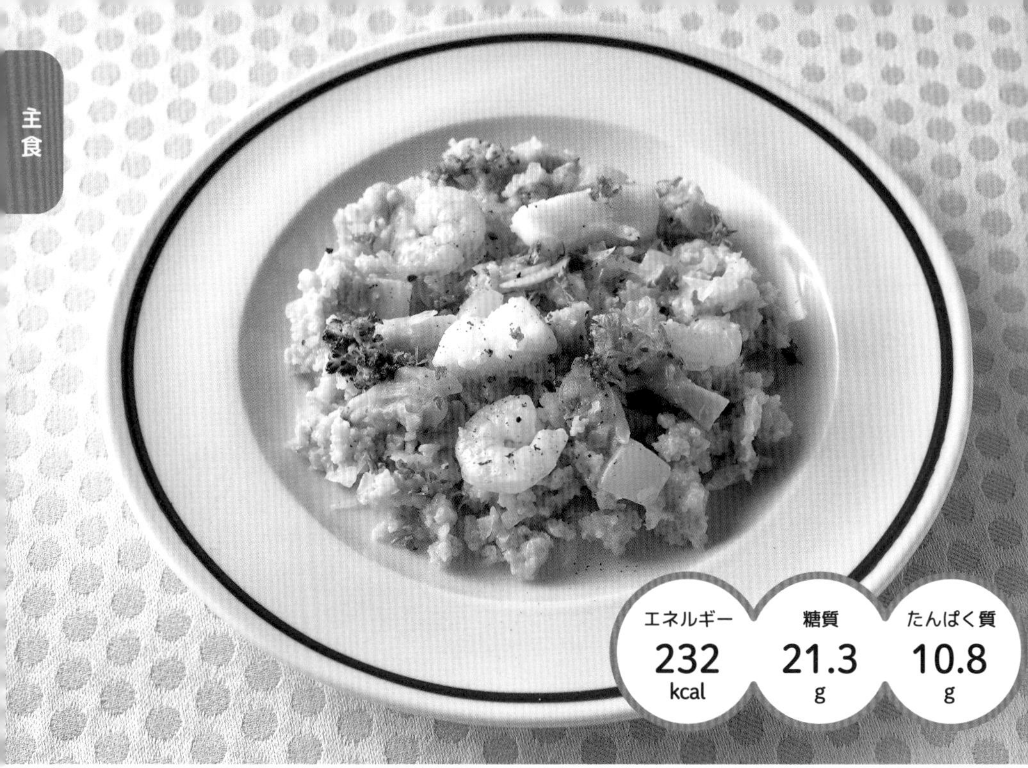

エネルギー 232 kcal　糖質 21.3 g　たんぱく質 10.8 g

ビタミンB ブロッコリー

たんぱく質 シーフードミックス

筋力アップ　抗酸化

冷凍食材×電子レンジを使って超時短！

シーフードピラフ

10分

材料（1人分）

A	オートミール	30g
	水	50ml
	バター	10g
	コンソメ顆粒	小さじ 1/4
	塩・コショウ	少々
B	シーフードミックス（冷凍）	50g
	ブロッコリー（小房に分ける）	1個
	黄パプリカ（1cm 角切り）	1/8個
	玉ねぎ（みじん切り）	1/6個

＊パセリ、粗びき黒コショウはお好みで

作り方

1. 耐熱容器に A を入れてよく混ぜたら B を加え、ラップをかけて電子レンジで 2 分加熱する。
2. 取り出したらよく混ぜてラップをかけ、再び 1 分加熱してから器に盛る。

フライパンで簡単！オートミールでヘルシー！

ツナとトマトのピザ

カリカリもちもちの生地が絶品！　ツナのビタミン B6 とトマトのリコピンで、ダイエットとともにアンチエイジング効果も期待できちゃいます。

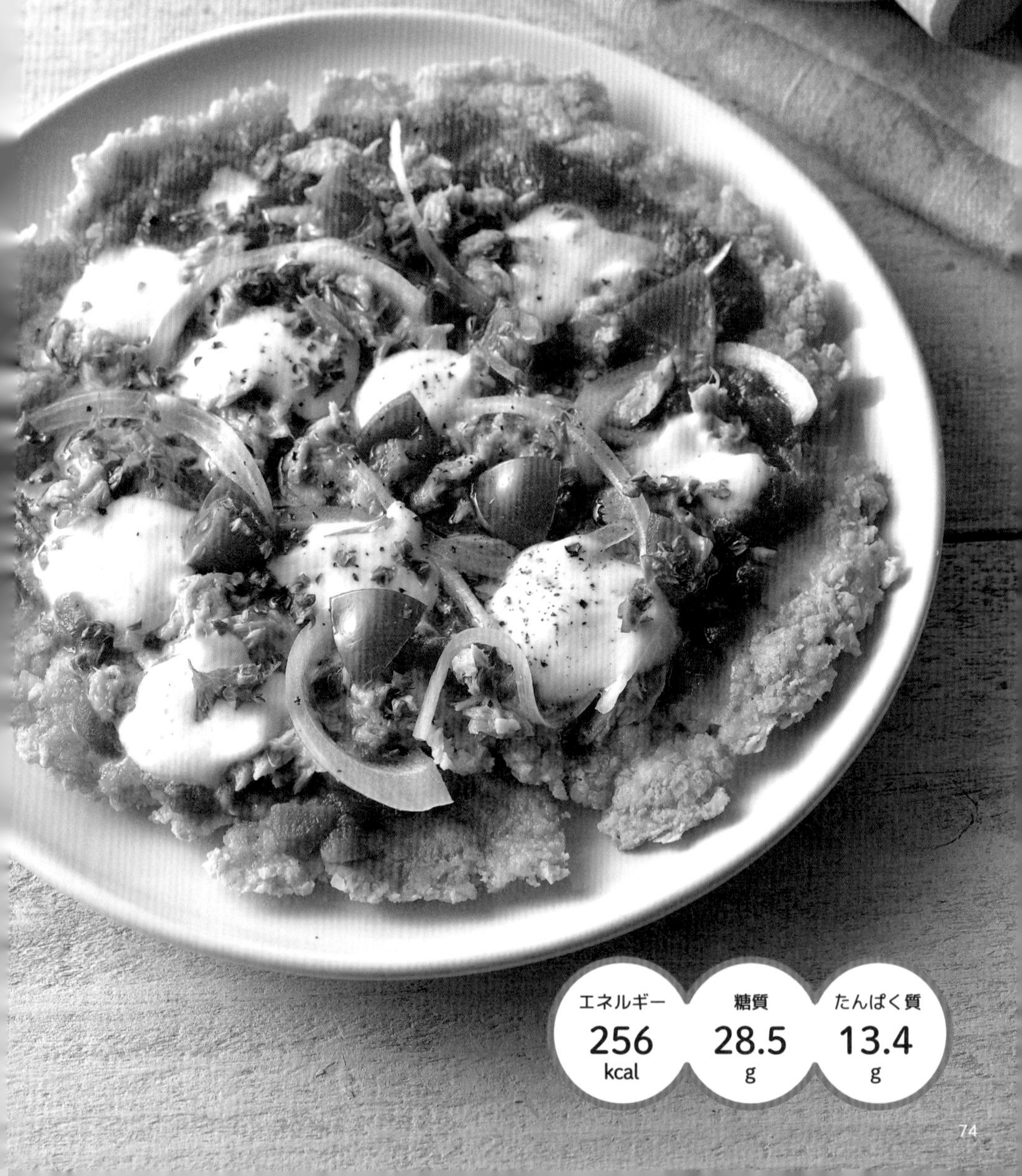

エネルギー	糖質	たんぱく質
256 kcal	28.5 g	13.4 g

ビタミンB
玉ねぎ
トマト

たんぱく質
モッツァレラチーズ
ツナ缶

免疫力アップ
疲労回復

15分

材料（2人分）

A
- オートミール ……… 60g
- 水 ……… 60g
- 塩 ……… 小さじ 1/4

モッツァレラチーズ ……… 50g
ツナ水煮缶（水切り） ……… 50g
玉ねぎ（薄切り） ……… 1/8 個

B
- カットトマト缶 ……… 80g
- 煮切りみりん※1 ……… 大さじ 2
- オリーブオイル ……… 適量
- パセリ（みじん切り） ……… 少々
- 塩・コショウ ……… 少々

※1 煮切りみりんの作り方はP.47 を参照
＊オリーブオイル、パセリはお好みで

作り方

1. 耐熱容器に A を入れてよく混ぜ、ラップをせずに電子レンジで 2 分加熱する。取り出したらフライパンに押しつけるように薄く伸ばして弱火で両面を焼く。
2. 別の耐熱容器に B を入れて混ぜ、水分が飛ぶまで、ラップをせずに電子レンジで 30 秒ずつ加熱する。
3. **1** に **2** を塗り広げ、ちぎったモッツァレラチーズ、ツナ、玉ねぎをのせ、蓋をして弱火で蒸し焼きにする。チーズが溶けたら皿に盛る。

これでやせ体質に！

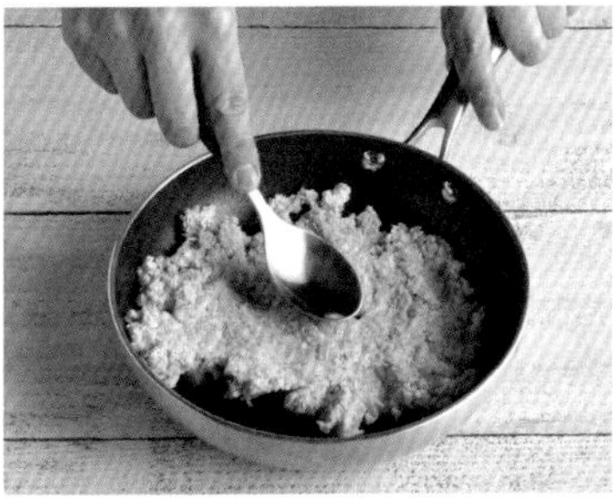

ピザ生地を小麦粉からオートミールに置き換えるだけで、一気にやせレシピに！グルテンをほぼ含まず、低糖質なので罪悪感もありません。生地はフライパンの形にあわせて伸ばすと、簡単に丸い形が作れます。

やせ食材アレンジメモ！

ピザに使用するチーズは、カロリーが低く塩分も控えめな「モッツァレラチーズ」の他に、脂質の少ない「カッテージチーズ」もおすすめ。

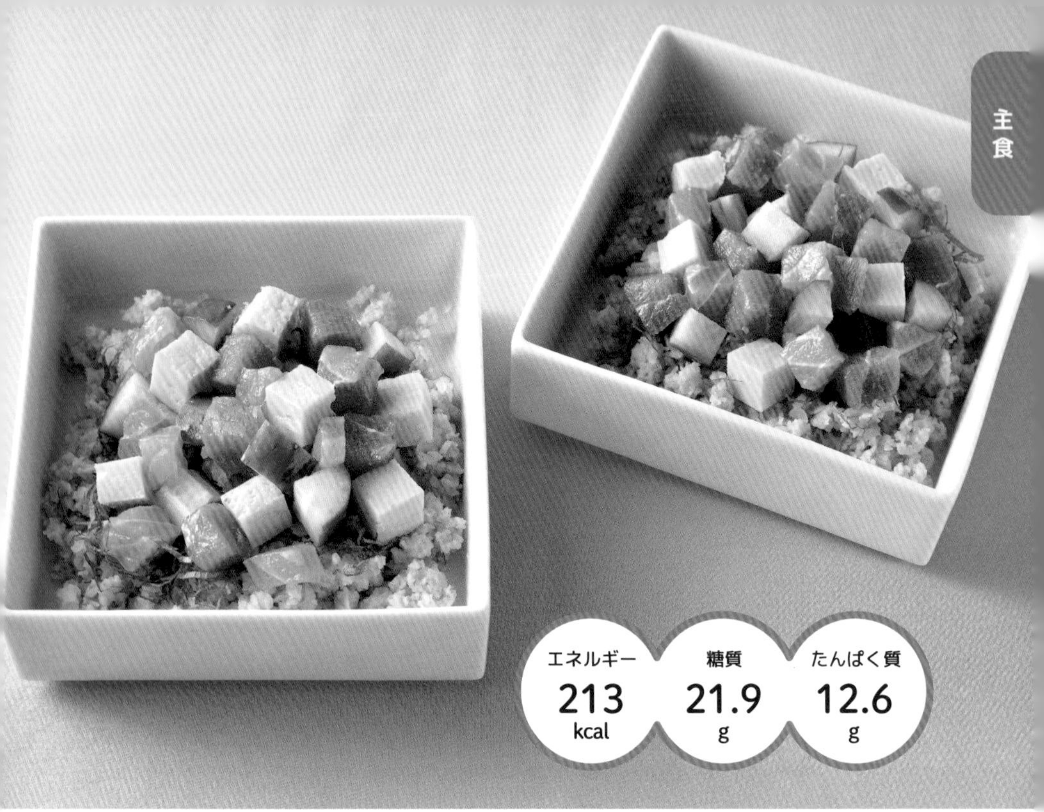

エネルギー 213 kcal
糖質 21.9 g
たんぱく質 12.6 g

ビタミンB
きゅうり
大葉

たんぱく質
まぐろ サーモン
厚焼き卵

抗酸化　血液サラサラ

オートミール米化は魚とも相性◎！

ばらちらし寿司

8分

材料（1人分）

A	オートミール	30g
	水	30ml
B	酢	小さじ1
	煮切りみりん※1	小さじ1
	まぐろ（1cm 角切り）	20g
	サーモン（1cm 角切り）	20g
	厚焼き卵※2（1cm 角切り）	20g
	きゅうり（1cm 角切り）	1/4本
	大葉（千切り）	1枚

※1 煮切りみりんの作り方はP.47を参照

※2 コンビニ食材でも代用可

作り方

1. 耐熱容器にAを入れてよく混ぜたらラップをせずに電子レンジで2分加熱する。
2. 取り出したらフォークなどでほぐし、温かいうちにBを加えて混ぜる。
3. 器に盛って大葉をしき、具材を彩りよくのせる。

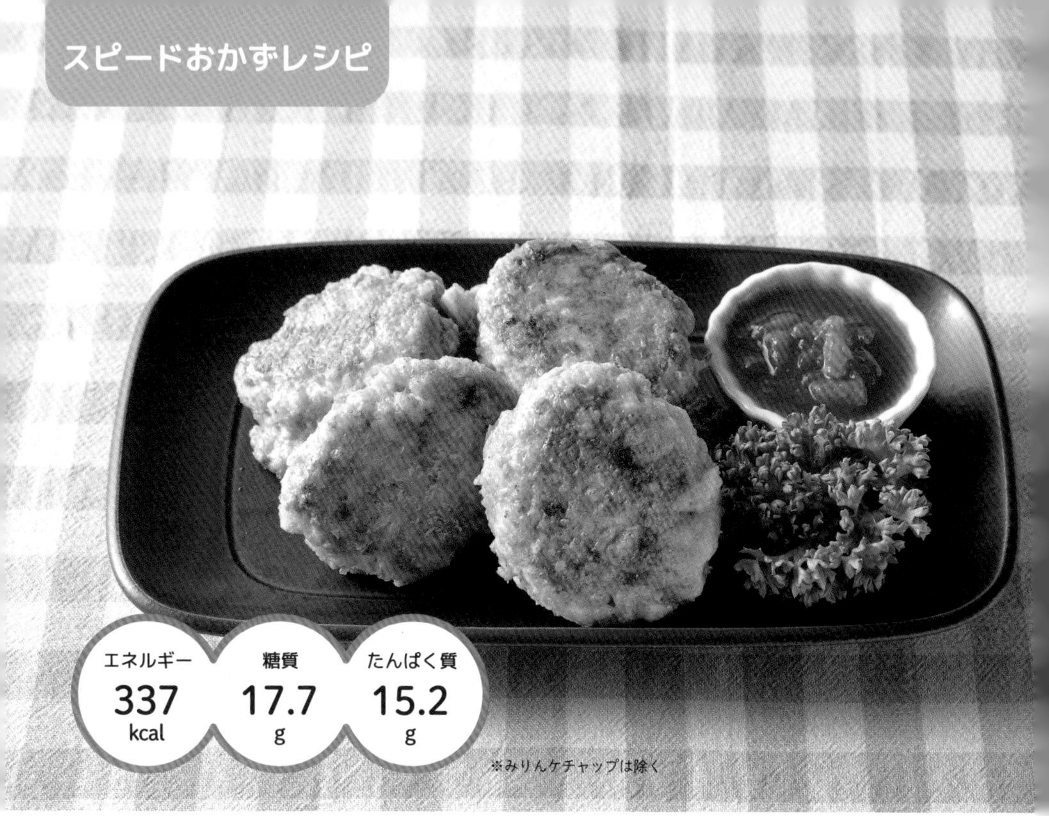

エネルギー 337 kcal　糖質 17.7 g　たんぱく質 15.2 g

※みりんケチャップは除く

ビタミンB	たんぱく質	
にんにく	豚ひき肉 木綿豆腐	脂肪燃焼　美肌

フライパンひとつでできる！

ひとくちナゲット

9分

材料（1人分）

A
- オートミール ………… 30g
- 豚ひき肉 ………… 50g
- 木綿豆腐 ………… 50g
- コンソメ顆粒 ………… 小さじ1
- おろしにんにく ………… 少々
- おろし生姜 ………… 少々

オリーブオイル ………… 小さじ2

※1 みりんケチャップの作り方はP.47を参照

作り方

1. ポリ袋にAを入れて混ぜ合わせ、袋の端を切ってしぼり出すように四等分する。
2. フライパンにオリーブオイルをひいて、**1**を4個並べて弱火で焼く。焼き色がついたら裏返し、水（分量外・大さじ1程度）を加えて蓋をし、5分蒸し焼きにする。
3. **2**を皿に盛り、みりんケチャップ[※1]を添える。

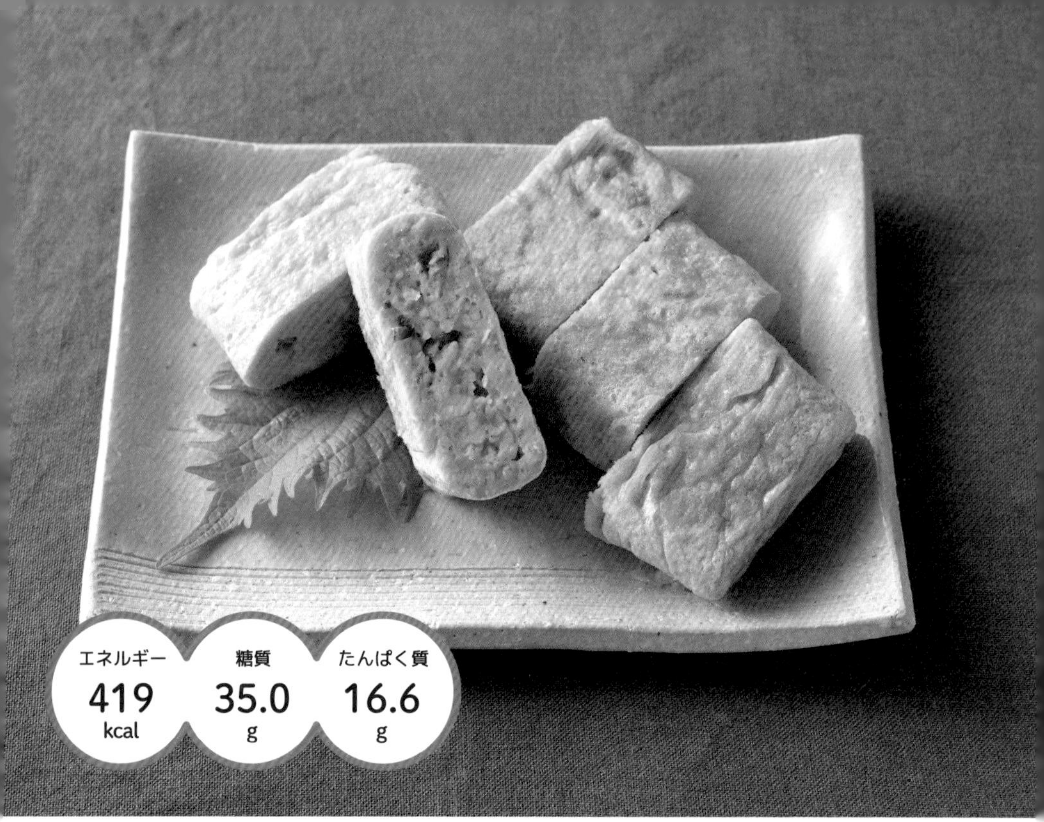

エネルギー	糖質	たんぱく質
419 kcal	35.0 g	16.6 g

ビタミンB
青ねぎ

たんぱく質
卵

便秘解消

いつものだし巻きより満腹感 UP ！

だし巻き卵

5分

材料（1 人分）

A
- オートミール ………………… 30g
- 水 ………………………………… 30ml
- 卵 ………………………………… 2 個
- 青ねぎ（小口切り）……… 大さじ 1
- 煮切りみりん※1 ……………… 大さじ 2
- 顆粒だしの素 ……………小さじ 1/4
- 塩 ………………………………… 少々

米油 ……………………………… 小さじ 2

※1 煮切りみりんの作り方はP.47 を参照

※2 好みの大きさに切り分ける

作り方

1. ボウルに A を入れてよく混ぜる。
2. 卵焼き器に米油をひいて中火で温め、1 を流し入れて全体を大きく混ぜる。
3. 弱火にし、卵が半熟のうちに奥から手前に折りたたむ。巻き終わったら皿に盛る※2。

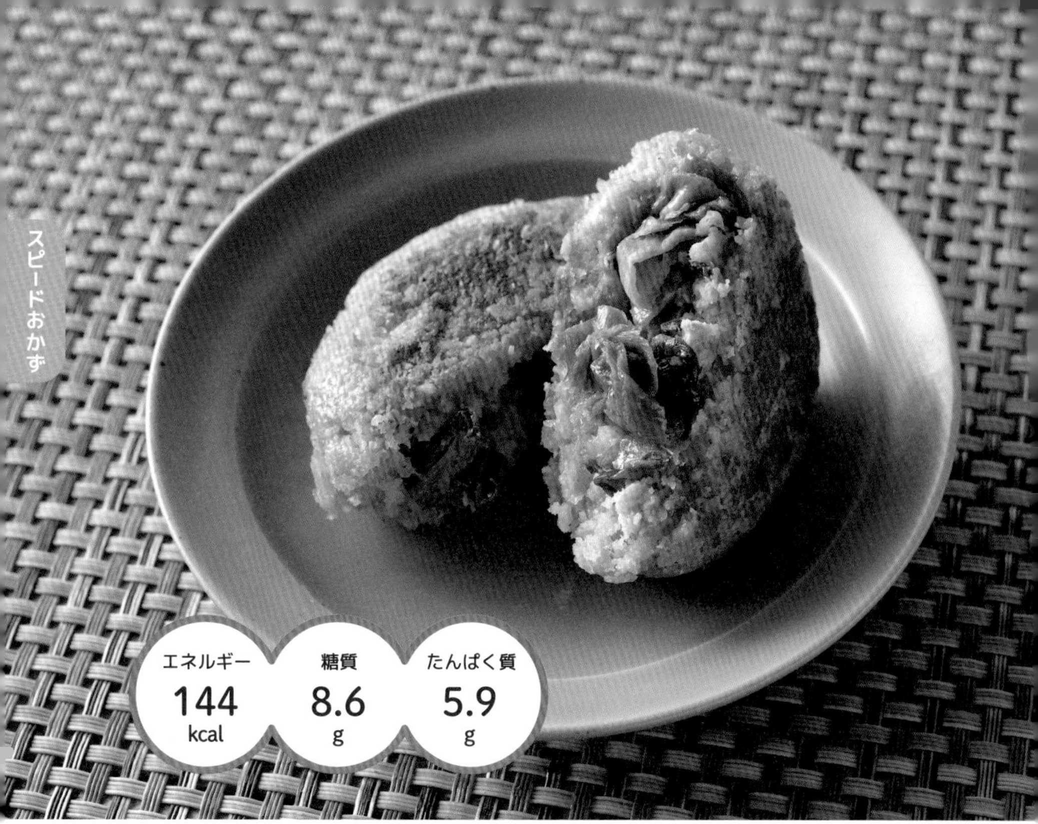

エネルギー 144 kcal
糖質 8.6 g
たんぱく質 5.9 g

ビタミンB	たんぱく質	
高菜漬	鶏むね肉	筋力アップ

小腹がすいたときや夜食にも！

米なしおやき

8分

材料（2個分）

A
- オートミール……30g
- 水……50ml

B
- 鶏むねひき肉……50g
- 高菜漬……50g

ごま油……小さじ2

作り方

1. 耐熱容器にAを入れてよく混ぜ、ラップをせずに電子レンジで2分加熱する。取り出したらスプーンなどで練り混ぜ、粒感がなくなったら、二等分する。
2. 別の耐熱容器にBを入れてラップをかけ、電子レンジで2分加熱する。肉に火が通ったら**1**で包み、丸く成形する。
3. フライパンにごま油をひいて中火で熱し、**2**の両面をこんがりと焼く。

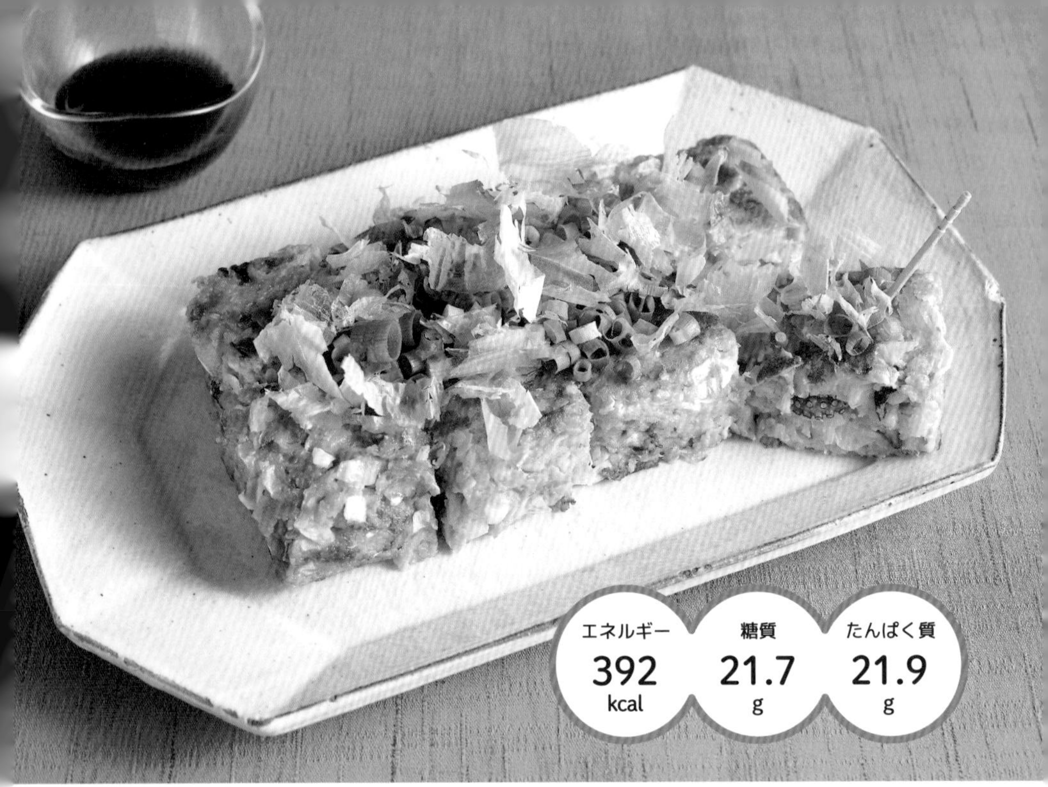

エネルギー 392 kcal　糖質 21.7 g　たんぱく質 21.9 g

ビタミンB	たんぱく質	
キャベツ	たこ 卵	免疫力アップ　便秘解消

たこ焼き器も、たこ焼き粉も不要！

四角いたこ焼きの角たこ

13分

材料（1人分）

A
- オートミール……30g
- 水……100ml

B
- キャベツ（千切り）……120g
- ボイルたこ（粗みじん切り）……50g
- 卵……1個
- 鰹節……4g

- 米油……大さじ1
- 鰹節……適量
- 青ねぎ（小口切り）……適量

＊しょうゆはお好みで

作り方

1. 耐熱容器にAを入れてよく混ぜ、ラップをせずに電子レンジで2分加熱する。取り出したらフォークなどでほぐし、Bと合わせてよく混ぜる。
2. 卵焼き器に米油をひいて中火で熱し、1を流し入れる。焼き色がついたら半分を手前側に折りたたみ、アルミホイルなどで蓋をして弱火で5分蒸し焼きにする。
3. 一口大に切り分けて皿にのせ、鰹節と青ねぎをかける。

餃子の皮を使わず糖質オフ！

油揚げ餃子

12分

脂肪燃焼　代謝アップ

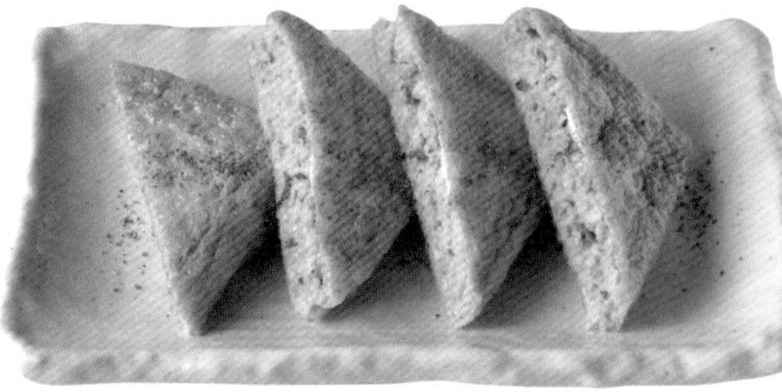

材料（1人分）

A	オートミール	30g
	水	50ml
	しょうゆ	小さじ1
	ごま油	小さじ1
	鶏がらスープの素	小さじ1/2
B	豚ひき肉	50g
	ニラ（みじん切り）	10g
	油揚げ（一辺を残して開く）	1枚
	ごま油	小さじ2

エネルギー	糖質	たんぱく質
417 kcal	17.6 g	16.9 g

作り方

1. ボウルにAを入れて混ぜたら、さらにBを加えて練り混ぜる。
2. 開いた油揚げの片面に1をのせてはさみ、ごま油をひいたフライパンで焼く。
3. 焼き色がついたら裏返し、水（分量外・大さじ2程度）を加え、蓋をして5分蒸し焼きにする。

具沢山で栄養満点＆かさ増し！

スパニッシュオムレツ

15分

免疫力アップ
美肌

材料（18cmのフライパン使用・2人分）

A	オートミール	30g
	卵	3個
	無調整豆乳	大さじ2
	粉チーズ	大さじ2
B	ブロッコリー（粗みじん切り）	20g
	赤パプリカ（乱切り）	20g
	じゃがいも（1cm角切り）	20g
	玉ねぎ（1cm角切り）	20g
	オリーブオイル	小さじ2

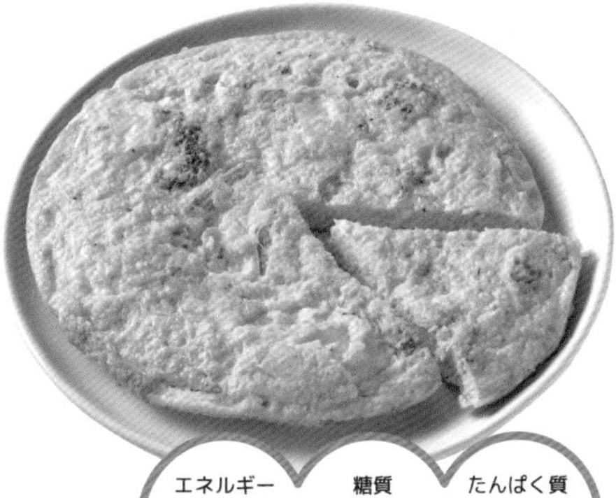

エネルギー	糖質	たんぱく質
260 kcal	12.0 g	14.8 g

作り方

1. ボウルにAを入れてよく混ぜ、Bを加えてさらに混ぜる。
2. オリーブオイルをひいた中火のフライパンに1を流し入れ、全体を大きく混ぜる。焼き色がついたら裏返して蓋をし、弱火で5分蒸し焼きにする。

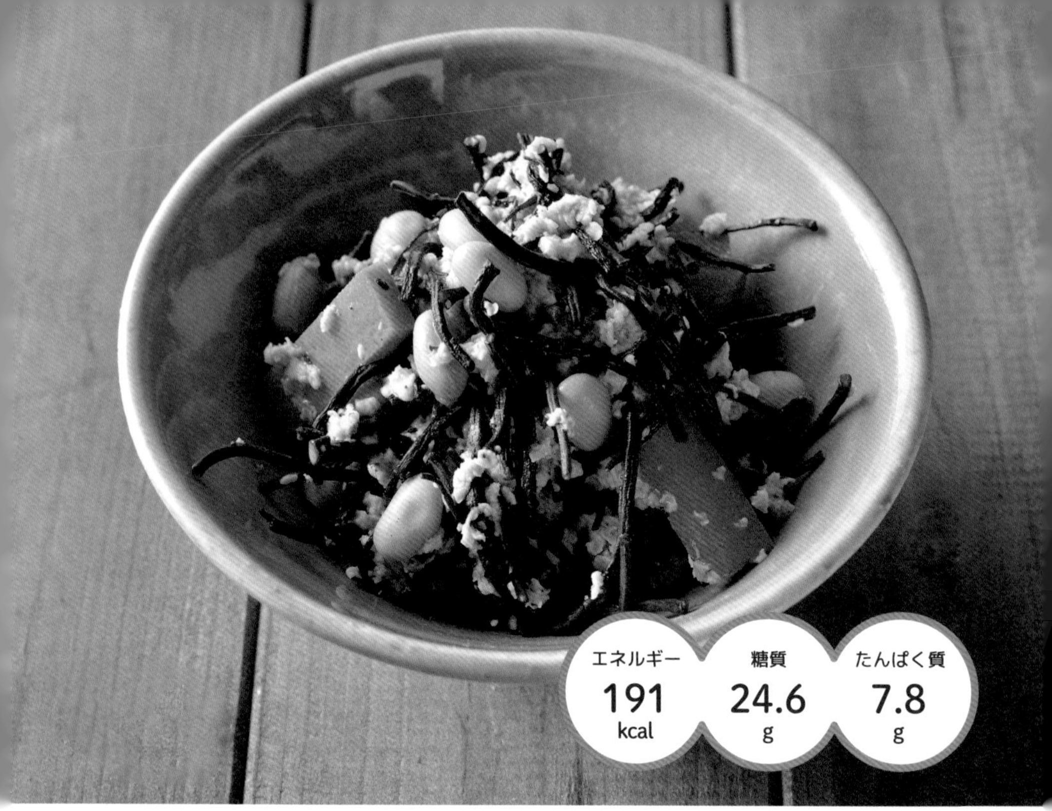
エネルギー
191
kcal
糖質
24.6
g
たんぱく質
7.8
g

ビタミンB
長ひじき

たんぱく質
大豆

便秘解消　美肌

腸内にやせ菌を増やす海藻の力で腸活

レンジでひじき煮

6分

材料（1人分）

オートミール ……………………… 30g
にんじん（4cm短冊切り）………… 20g
大豆水煮（水切り） ………………… 20g
長ひじき（乾燥）…………………… 10g

A
- 水 ……………………………… 100ml
- 煮切りみりん※1 …………… 小さじ2
- しょうゆ ………………… 小さじ1/2
- 顆粒だしの素 …………… 小さじ1/4

※1 煮切りみりんの作り方はP.47を参照

作り方

1. 長ひじきはたっぷりの水で戻してさっと洗い、水気を切る。
2. 耐熱容器に**1**、にんじん、大豆水煮、Aを入れてラップをかけ、電子レンジで2分加熱する。
3. **2**を取り出し、オートミールを加えてさっと混ぜ、ラップをかけて蒸らし、味を染み込ませる。

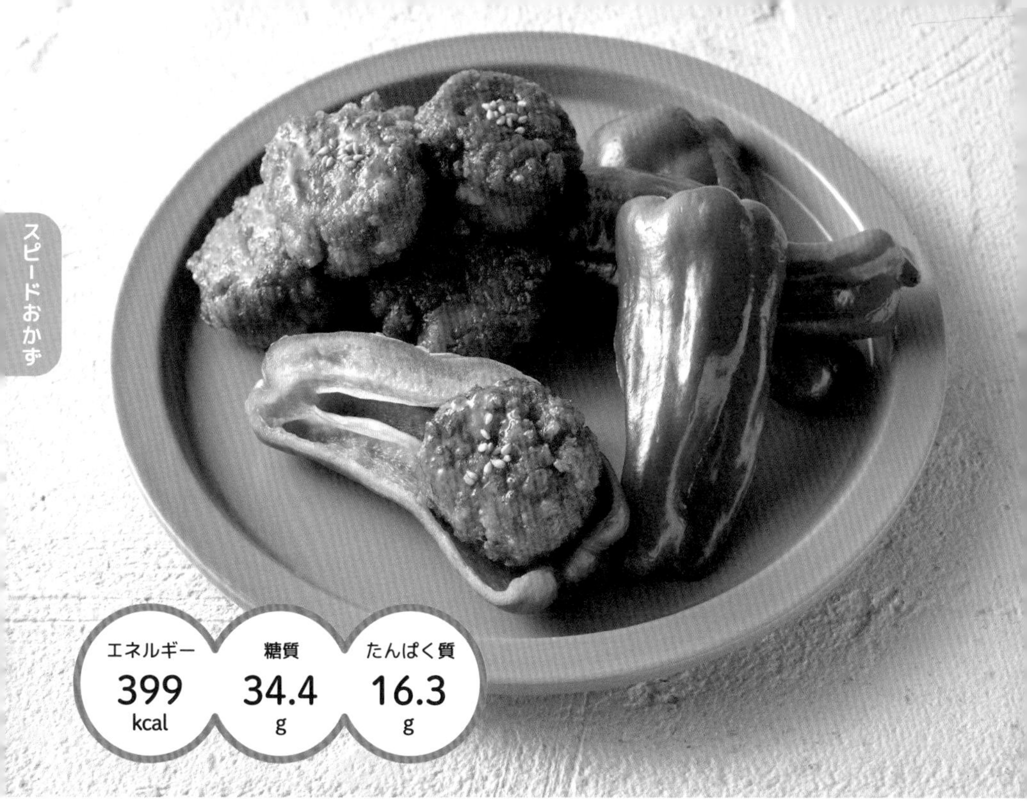

エネルギー 399 kcal　糖質 34.4 g　たんぱく質 16.3 g

ビタミンB：ピーマン
たんぱく質：鶏むね肉、木綿豆腐

代謝アップ　抗酸化

生ピーマンでビタミン補給＆時短調理！

つくねバーグとパリパリピーマン

7分

材料（1人分）

A
- オートミール……30g
- 水……50ml
- 鶏むねひき肉……50g
- 木綿豆腐……50g
- 米粉……大さじ1

- 米油……小さじ2
- しょうゆ……大さじ1
- 煮切りみりん※1……大さじ1
- ピーマン（縦二等分）……2個

※1 煮切りみりんの作り方はP.47を参照

作り方

1. ポリ袋にAを入れて混ぜ合わせる。
2. フライパンに米油を熱し、**1**をスプーンで六等分に落として焼く。両面に焼き色がついたらしょうゆと煮切りみりんを加えて絡める。
3. 種を取ったピーマンとともに皿に盛る。

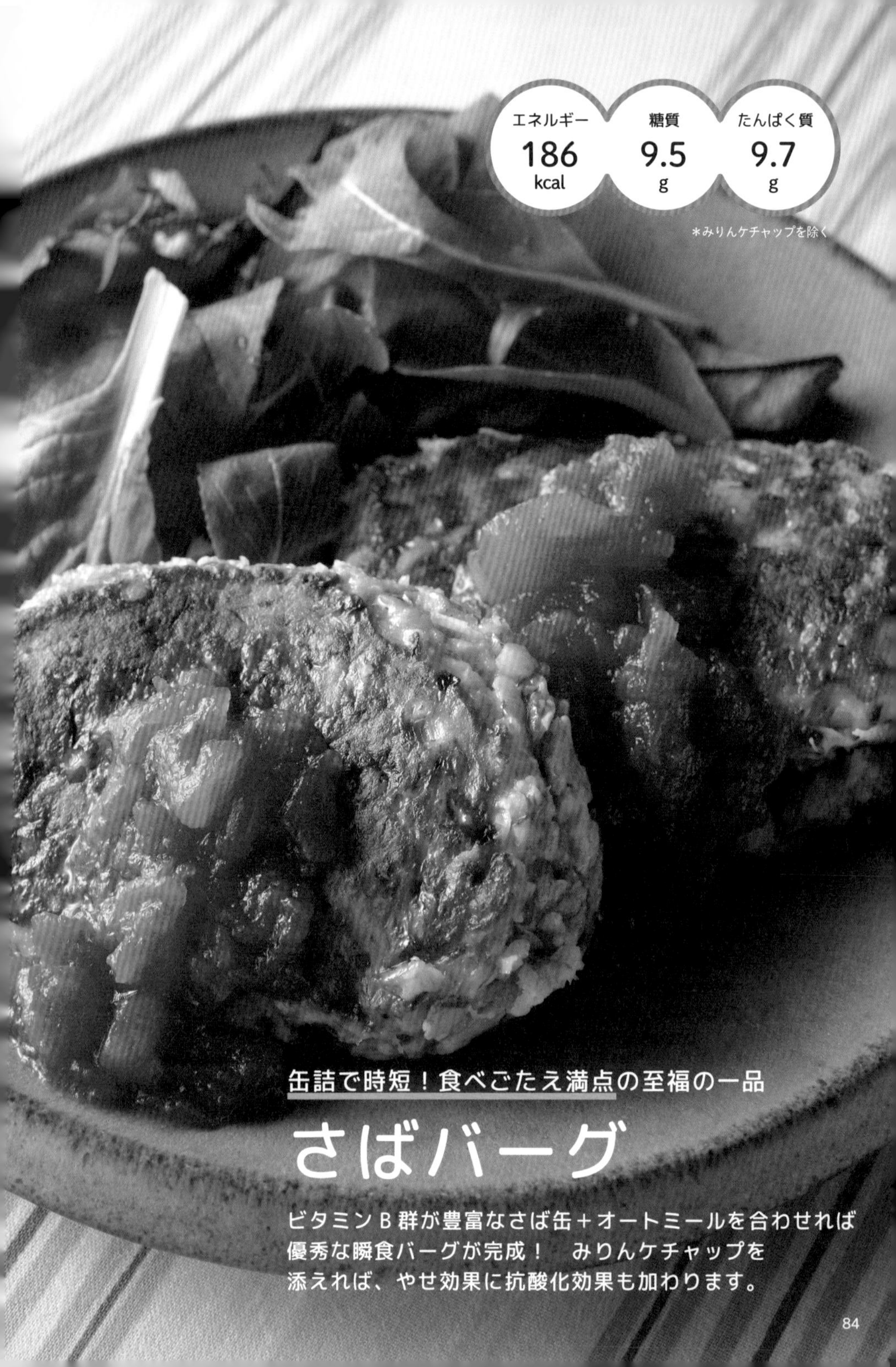

エネルギー	糖質	たんぱく質
186 kcal	9.5 g	9.7 g

*みりんケチャップを除く

缶詰で時短！食べごたえ満点の至福の一品

さばバーグ

ビタミン B 群が豊富なさば缶＋オートミールを合わせれば
優秀な瞬食バーグが完成！　みりんケチャップを
添えれば、やせ効果に抗酸化効果も加わります。

ビタミンB
長ねぎ

たんぱく質
さば
卵

免疫力アップ　代謝アップ
抗酸化

12分

材料（2人分）

A
- オートミール……30g
- さば水煮缶（水切り）……50g
- 長ねぎ（みじん切り）1/4本・20g
- 卵……1個
- 味噌……小さじ1
- おろし生姜……少々
- 塩・コショウ……少々

オリーブオイル……小さじ2

＊みりんケチャップはお好みで

※1 みりんケチャップの作り方はP.47を参照

作り方

1. ボウルにAを入れて混ぜ合わせ、二等分して楕円形に成形する。
2. フライパンにオリーブオイルを熱し、1を並べて弱火で焼く。焼き色がついたら裏返し、水（分量外・大さじ2程度）を加えて蓋をし、5分蒸し焼きにする。
3. 皿に盛る。

これでやせ体質に！

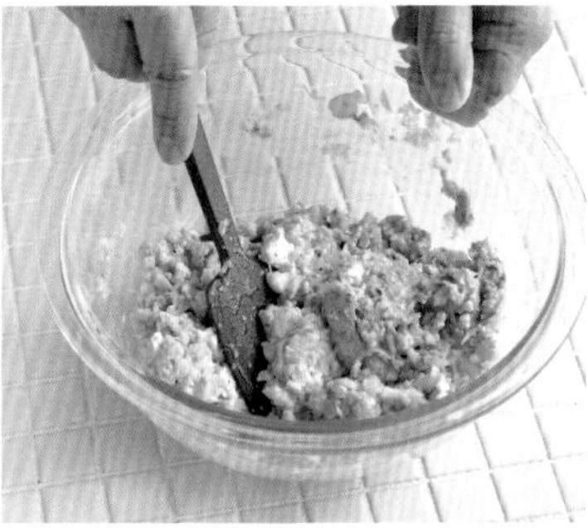

さばには代謝を助けるビタミンB1が豊富に含まれています。長ねぎのアリシンは、ビタミンB1の吸収力を高める働きがあるので、さばと一緒に食べると◎です！

やせ食材アレンジメモ！

みりんケチャップの代わりに、消化を助けてくれる大根おろしや薬味をトッピングすれば、和風ハンバーグに！

エネルギー 178 kcal ／ 糖質 9.5 g ／ たんぱく質 18.9 g

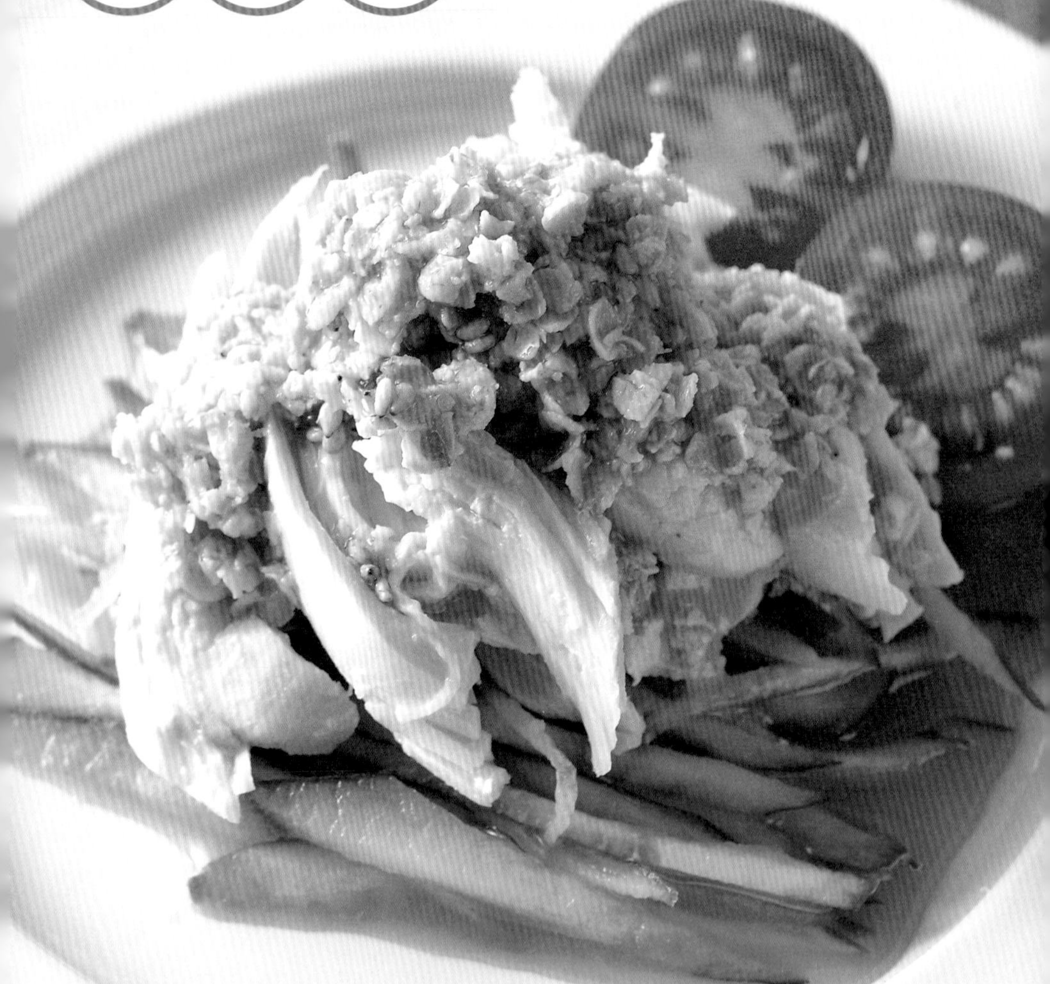

ほったらかすだけで、ささみがしっとり！

バンバンジー

高たんぱく＆低カロリーで知られているささみ。
実はミネラル、ビタミンなどの栄養も豊富な「健康やせ食材」です。
市販のサラダチキンを代用して時短調理してもOK！

ビタミンB
きゅうり ミニトマト

たんぱく質
ささみ

美肌　疲労回復 便秘解消

5分

材料（1人分）

ささみ ………………………………… 2本
きゅうり（千切り）……………… 1/2本
ミニトマト（二等分）…………… 1個
A
- オートミール ……………… 大さじ1
- 酢 ……………………………… 大さじ1
- 煮切りみりん[※1] ……… 大さじ1/2
- しょうゆ …………………… 小さじ2
- すり白ごま ………………… 小さじ1
- ごま油 ……………………… 小さじ1
- 豆板醤（お好みで）… 小さじ1/8～
- おろし生姜 ………………………少々

※1 煮切りみりんの作り方はP.47を参照

作り方

1. 【サラダチキンを作る】
鍋に湯を沸かし、沸騰したらささみを入れて蓋をし、火を止めてから完全に冷めるまで放置する。
2. 皿にきゅうりとミニトマトを盛り、**1**を食べやすい大きさに手で割いてのせる。
3. Aを混ぜ合わせて**2**にかける。

これでやせ体質に！

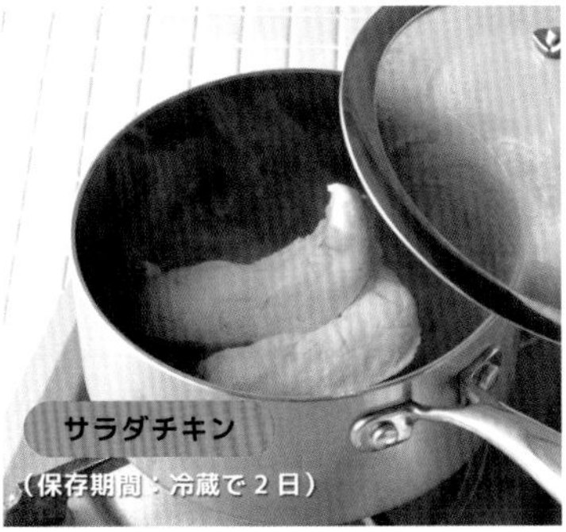
サラダチキン
（保存期間：冷蔵で2日）

ささみの代わりに鶏むね肉でも代用することができます。鶏むね肉を使う場合は、皮を取るとカロリーダウンに。ゆで汁につけておくと、しっとりした状態で保存できます。

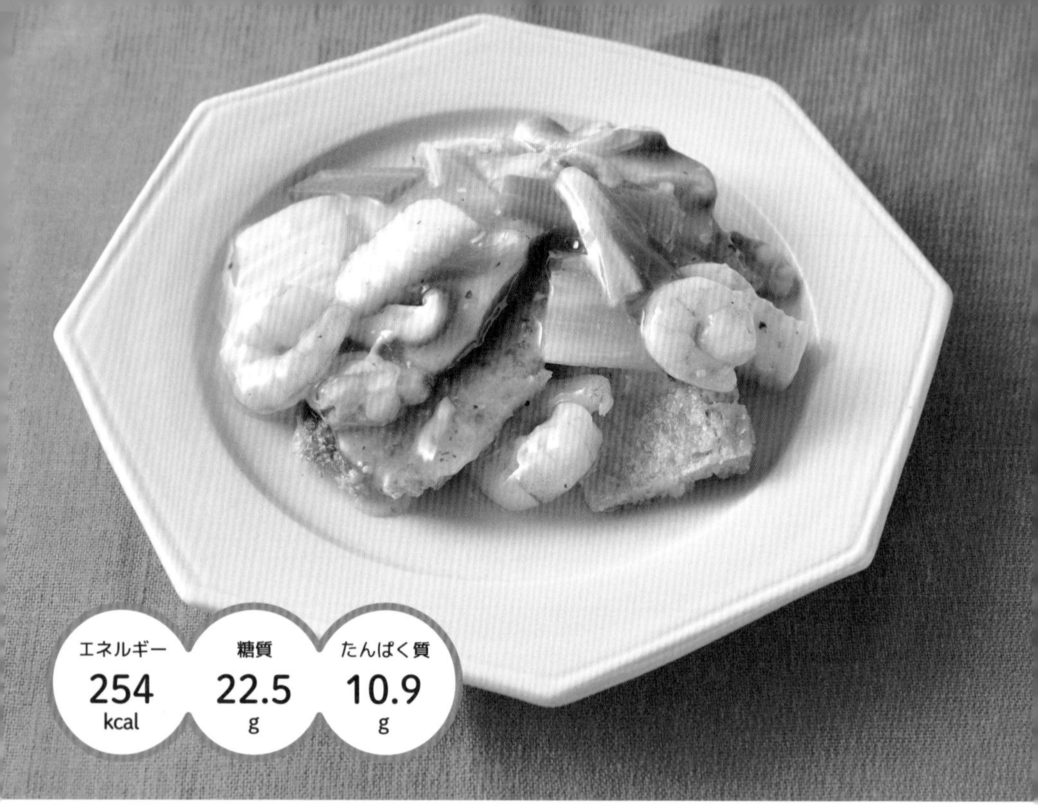

エネルギー	糖質	たんぱく質
254 kcal	22.5 g	10.9 g

ビタミンB	たんぱく質
白菜 しいたけ	シーフード ミックス

筋力アップ　抗酸化

揚げないからヘルシー！時短！

海鮮あんかけおこげ風

10分

材料（1人分）

A
- オートミール……30g
- 水……30ml

ごま油……大さじ2

B
- 水……150ml
- シーフードミックス（冷凍）…50g
- 白菜（5cmざく切り）……1/2枚
- にんじん（4cm短冊切り）…1/8本
- しいたけ（薄切り）……1枚
- 鶏がらスープの素……小さじ1
- しょうゆ……小さじ1/2

水溶き片栗粉……適量

作り方

1. 耐熱容器にAを入れてよく混ぜたらラップをせずに電子レンジで2分加熱する。取り出したらスプーンなどで練り混ぜ、ごま油をひいたフライパンに薄く伸ばして中火で両面をこんがり焼き、一口大に割る。
2. 小鍋にBを入れて中火にかけ、野菜に火が通ったら火を止めて水溶き片栗粉を回し入れ、とろみをつける。
3. 皿に1を盛り、2をかける。

モチっとコリっと食感がクセになりそう！

砂肝のゆず胡椒炒め

15分

免疫力アップ　抗酸化

材料（1人分）

A
- オートミール……30g
- 水……50ml

砂肝（二等分・銀皮を取る）……80g

ごま油……小さじ2

B
- 青ねぎ（斜め薄切り）……1/2本
- 酒……大さじ1
- ゆずコショウ……小さじ2
- 塩・コショウ……少々

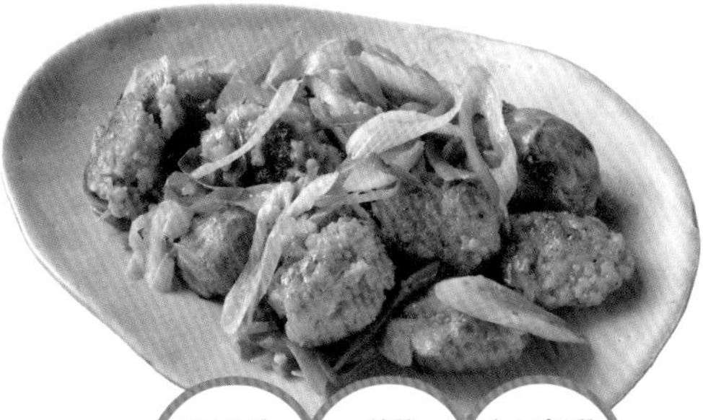

エネルギー	糖質	たんぱく質
277 kcal	17.6 g	16.3 g

作り方

1. 耐熱容器にAを入れて混ぜ、ラップをせずに電子レンジで2分加熱する。取り出してスプーンなどで練り混ぜ、砂肝と同じくらいの大きさに丸める。
2. フライパンにごま油を熱し、塩・コショウ（分量外・少々）を振った砂肝と**1**を炒める。焼き色がついたらBを加え、蓋をして5分蒸し焼きにする。火が通ったら蓋を開けて、水分が飛ぶまで炒める。

とろとろの山芋は腹持ち度◎

山芋と明太子のココット焼き

便秘解消

15分

材料（2人分）

A
- オートミール……30g
- 山芋（すりおろす）……100g
- 卵……1個
- 明太子（ほぐす）……大さじ2
- しょうゆ……大さじ1

刻みのり……適量

青ねぎ（小口切り）……適量

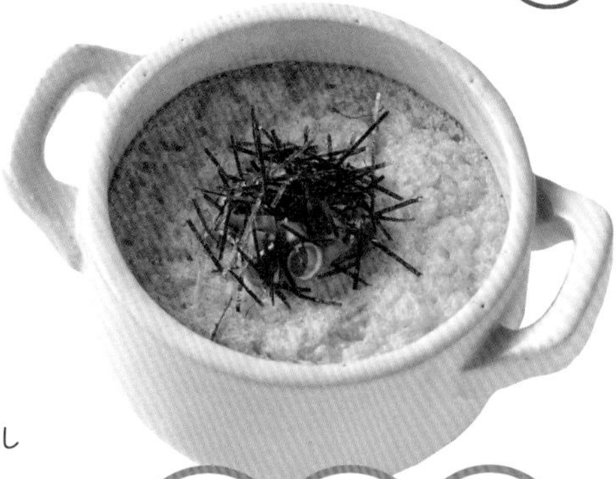

エネルギー	糖質	たんぱく質
152 kcal	15.3 g	9.4 g

作り方

1. ボウルにAを入れてよく混ぜ、二等分にして耐熱容器に注ぎ入れる。
2. 230℃（1000W）のトースターで10分焼く（オーブンの場合は230℃で10分）。
3. 焼き色がついたら刻みのりと青ねぎをかける。

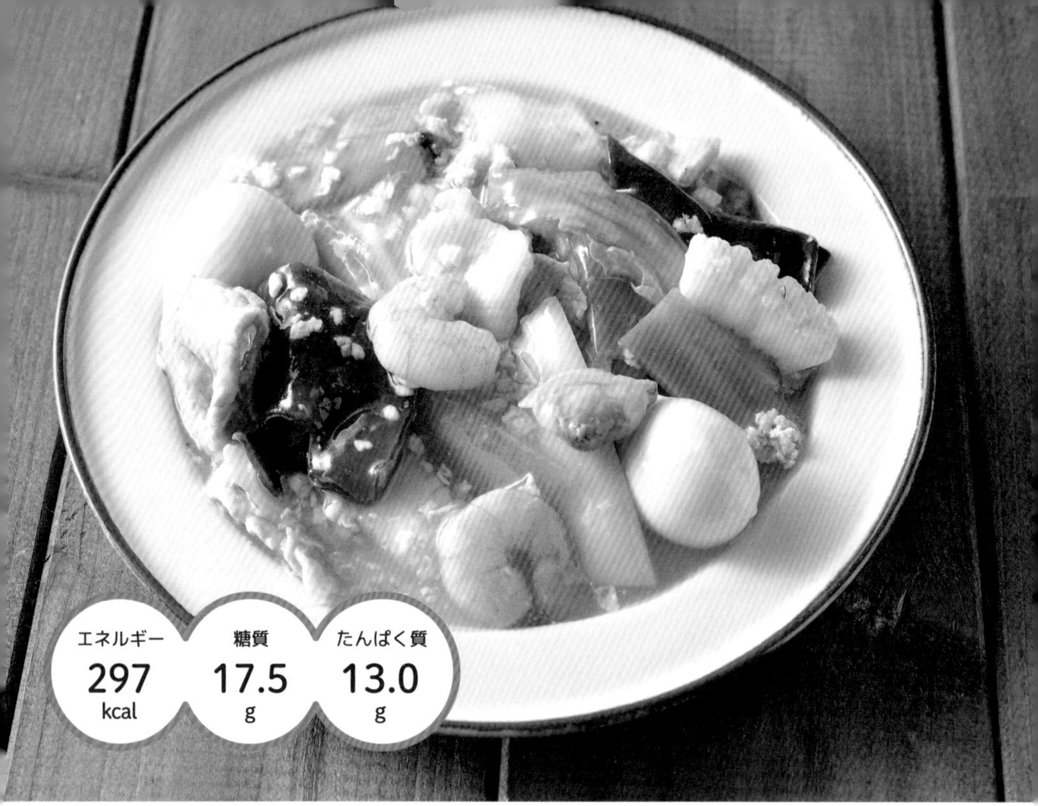

エネルギー 297 kcal　糖質 17.5 g　たんぱく質 13.0 g

ビタミンB
白菜
にんじん

たんぱく質
シーフードミックス
豚こま肉　うずらの卵

筋力アップ　美肌

シーフードミックスで時短！

八宝菜

12分

材料（1人分）

オートミール ……大さじ1～2
シーフードミックス（冷凍） ……30g
豚こま肉 ……30g

A
- うずらの卵（水煮）……2個
- 白菜（細切り）……1枚
- にんじん（4cm短冊切り）……20g
- きくらげ（一口大に切る）……大1枚

B
- 水 ……40ml
- 煮切りみりん※1 ……大さじ1
- しょうゆ ……小さじ1
- 鶏がらスープの素 ……小さじ1/4
- 塩・コショウ ……少々

ごま油 ……小さじ2
水溶き片栗粉 ……適量

※1 煮切りみりんの作り方はP.47を参照

作り方

1. フライパンにごま油を熱し、解凍したシーフードミックスと豚肉を入れて塩・コショウ（分量外・少々）を振って炒める。
2. 1を取り出し、Aを炒める。Bを加え、蓋をして中火で5分煮る。
3. 火が通ったら1を戻し入れて火を止め、水溶き片栗粉を回し入れてとろみをつけ、オートミールを加えてさっと混ぜる。

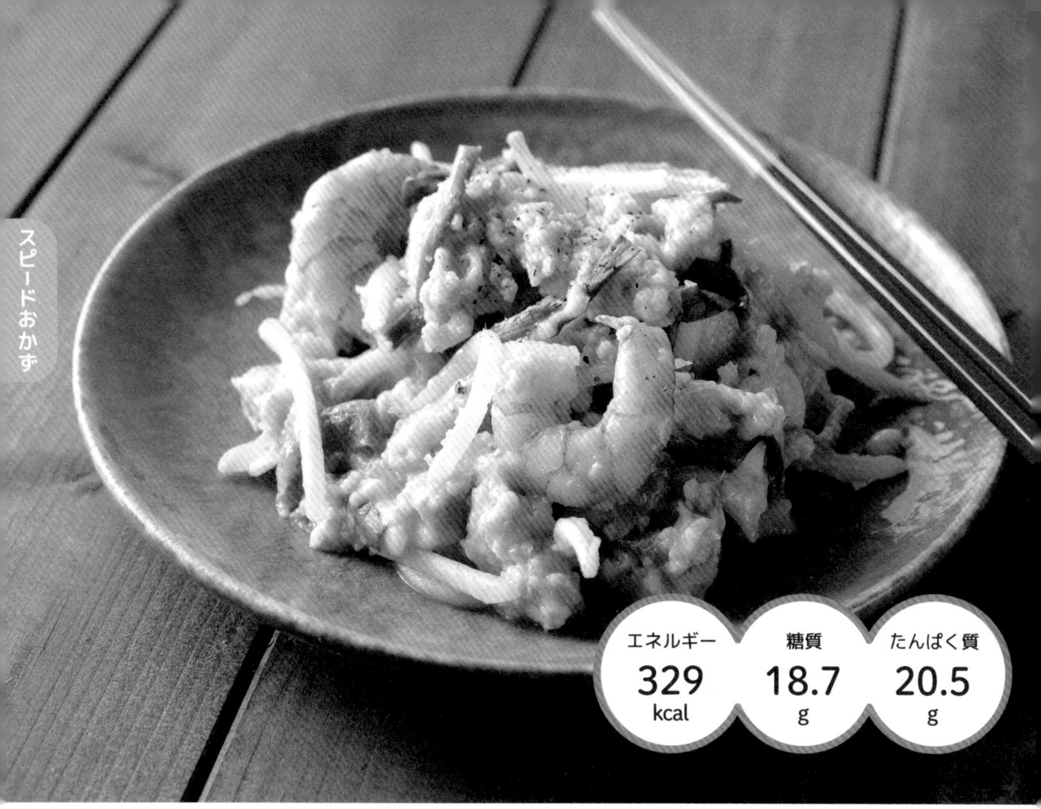

エネルギー	糖質	たんぱく質
329 kcal	18.7 g	20.5 g

ビタミンB	たんぱく質	
もやし ニラ	卵　えび	代謝アップ　便秘解消

もやしでかさ増し！麺なしでも満足！

パッタイ風炒め

6分

材料（1人分）

A	オートミール	30g
A	卵	1個
B	ボイルえび	4尾
B	もやし	1/3袋
B	ニラ（4cm幅）	10g
	ナンプラー	大さじ1
	ごま油	小さじ2
	おろしにんにく	少々

作り方

1. ボウルにAを入れて混ぜ合わせておく。
2. フライパンにごま油とおろしにんにくを熱し、香りが立ったらBを加えて炒める。
3. 火が通ったら1を加えて全体を大きく混ぜ、卵が半熟状になったらナンプラーを加えて混ぜ、皿に盛る。

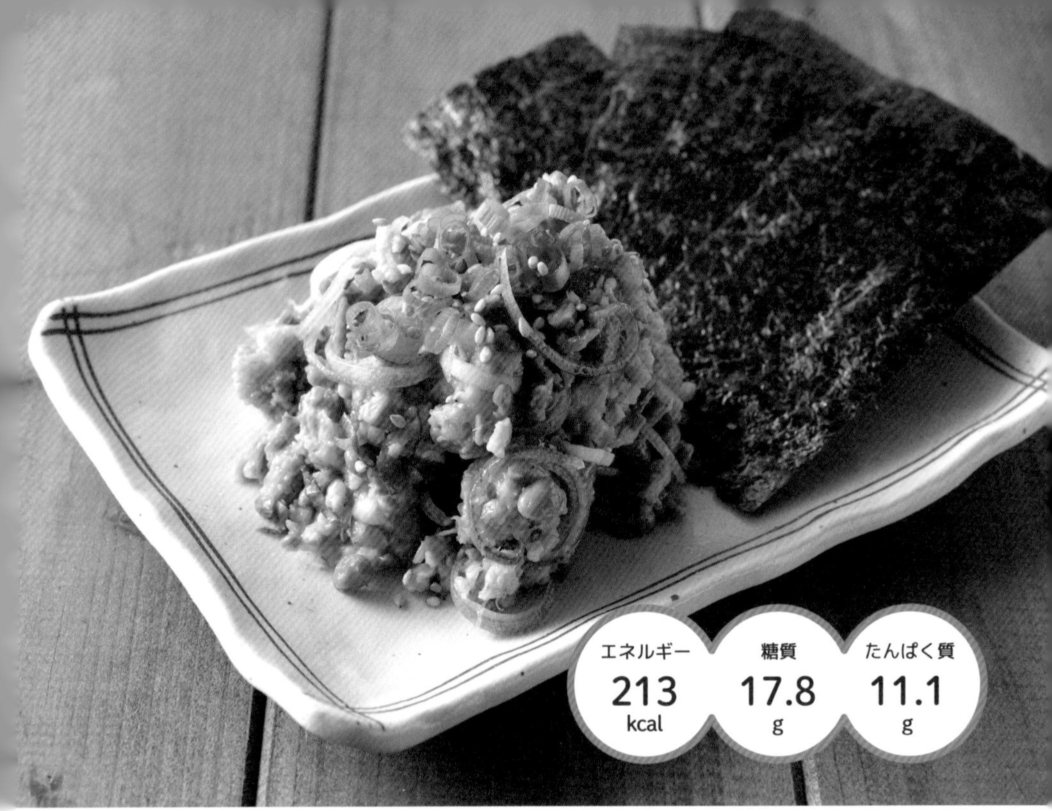

エネルギー 213 kcal
糖質 17.8 g
たんぱく質 11.1 g

ビタミンB	たんぱく質	
大葉 焼きのり	納豆	抗酸化　疲労回復

薬味の豊かな風味が楽しめる

納豆のなめろう風

5分

材料（1人分）

A	オートミール	30g
A	水	50ml
B	納豆	1パック
B	大葉（千切り）	1枚
B	みょうが（小口切り）	1本
B	白ごま	小さじ1
B	味噌	小さじ1/2
B	しょうゆ	小さじ1/2
	焼きのり	適量

作り方

1. 耐熱容器にAを入れてよく混ぜ、ラップをかけずに電子レンジで2分加熱する。
2. 取り出したらフォークなどでほぐし、Bを加えて混ぜ合わせる。
3. 皿に盛って焼きのりで包んでいただく。

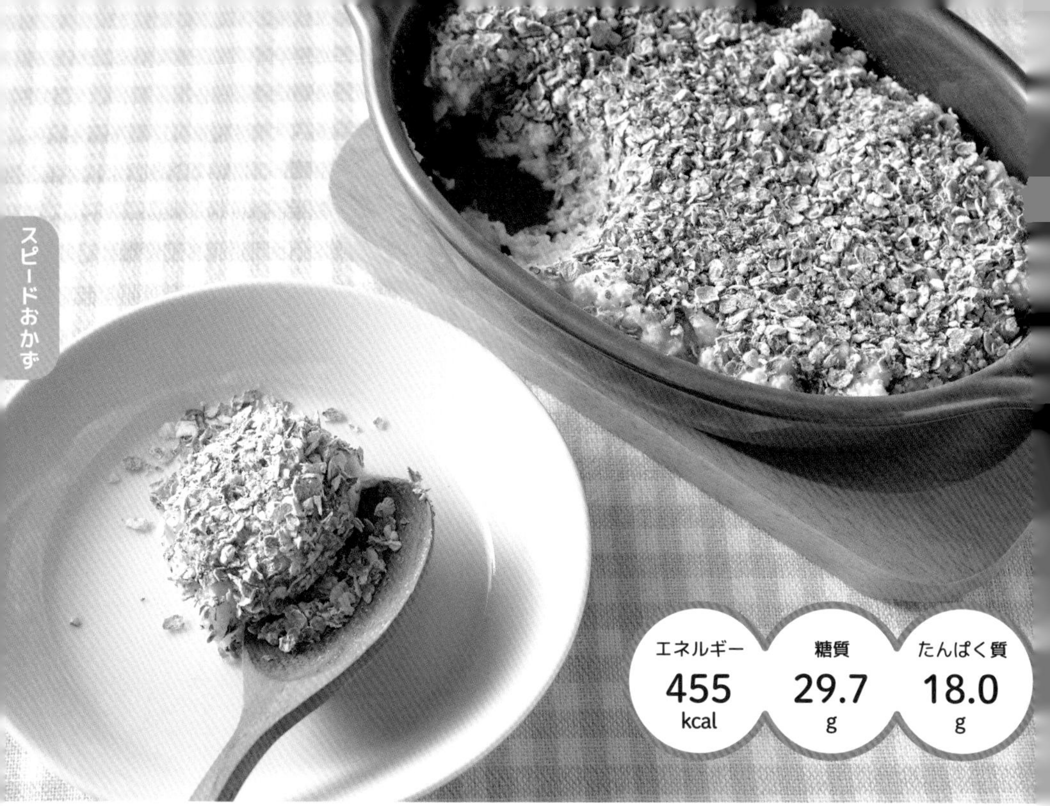

エネルギー 455 kcal
糖質 29.7 g
たんぱく質 18.0 g

ビタミンB	たんぱく質	
玉ねぎ	チーズ おから 牛乳	血液サラサラ　美肌

じゃがいもなし＆揚げずにヘルシー

おからのスコップコロッケ

15分

材料（2人分）

オートミール ……………………60g
粉チーズ ………………… 大さじ4
生おから[※1] ………………… 100g
玉ねぎ（薄切り）………… 1/2個
バター ………………………… 30g

A
牛乳 ……………………… 400ml
コンソメ顆粒 …… 小さじ2
塩・コショウ ……………少々

＊ドライパセリはお好みで

※1 生おからはおからパウダー30gに水70mlを合わせたものでも代用できます。

作り方

1. 弱火のフライパンでオートミールを空炒りする。きつね色になったら取り出し、粉チーズを加えて混ぜ合わせる。
2. フライパンにバターを熱し、玉ねぎ、生おからの順に炒める。
3. Aを加えて中火で5分煮る。もったりとしたら器に盛り、1をかける。

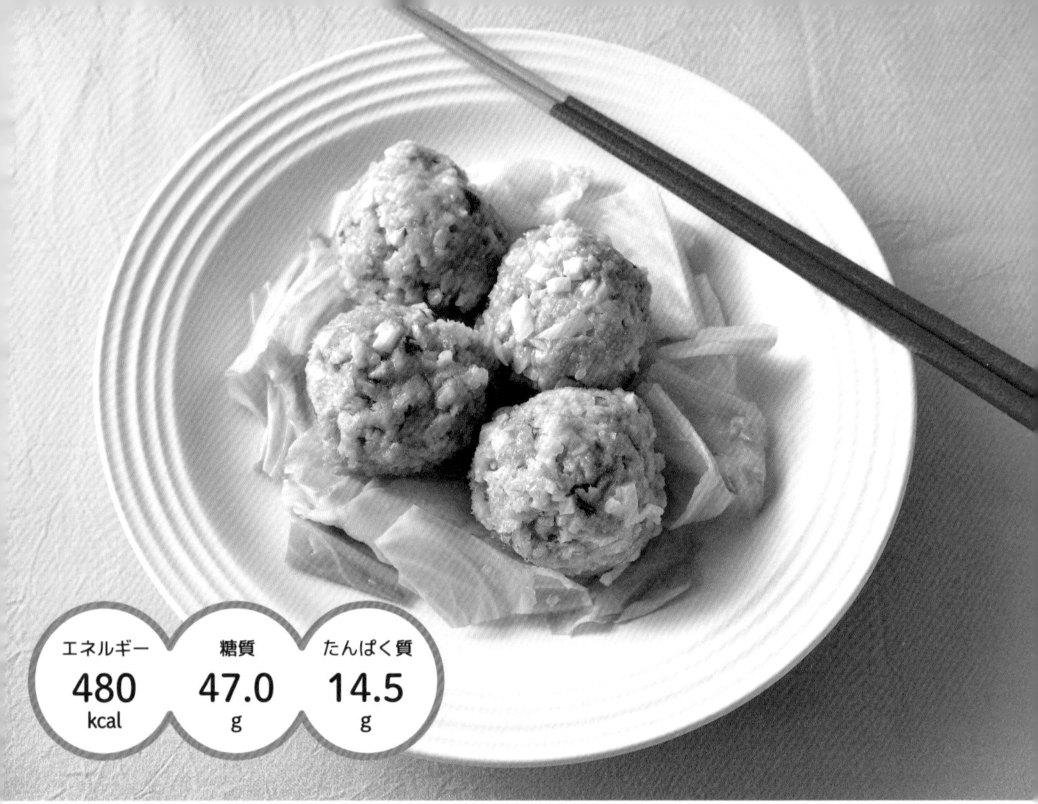

エネルギー 480 kcal
糖質 47.0 g
たんぱく質 14.5 g

ビタミンB：しいたけ、キャベツ
たんぱく質：豚ひき肉

脂肪燃焼　デトックス

キャベツで便秘解消＆満腹感を

レンジ蒸ししゅうまい

10分

材料（1人分）

A
- オートミール …………30g
- 水 …………………………50ml

B
- 豚ひき肉 ……………………50g
- しいたけ（みじん切り） ……………………………1枚
- 竹の子水煮（みじん切り） …………………………大さじ2
- 煮切りみりん※1 ‥大さじ2
- しょうゆ …………大さじ1
- ごま油 ……………大さじ1
- 片栗粉 ……………大さじ1

キャベツ（ざく切り）…… 100g

※1 煮切りみりんの作り方はP.47を参照

作り方

1. ボウルにAを入れて混ぜたらBを加えて練り混ぜ、四等分にして丸める。
2. 耐熱皿にキャベツをしきつめて、**1**を間隔をあけて並べ、ラップをかけて電子レンジで2分加熱する。
3. 取り出したら肉だねの上下を返し、再びラップをかけて電子レンジで2分加熱する。

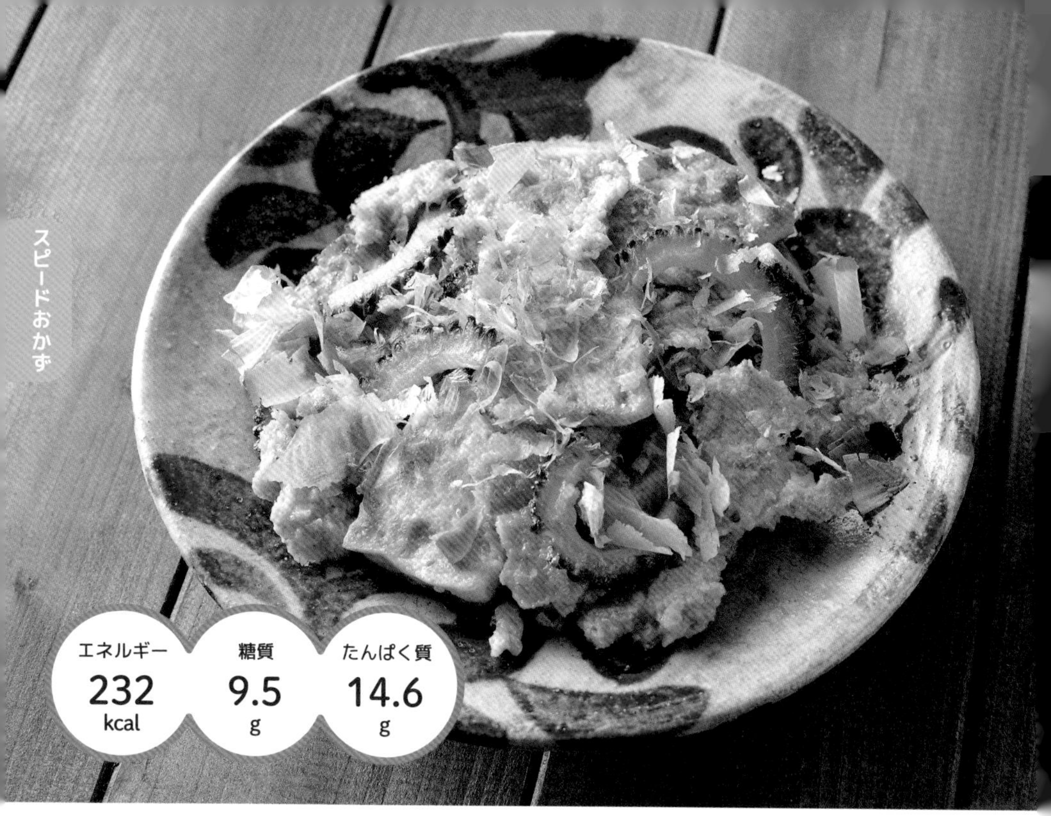

エネルギー 232 kcal
糖質 9.5 g
たんぱく質 14.6 g

ビタミンB	たんぱく質	
にんにく	豚こま肉 木綿豆腐	脂肪燃焼　美肌

きれいやせが期待できるゴーヤの主役メニュー

ゴーヤチャンプルー

8分

材料（2人分）

- A
  - オートミール……30g
  - 卵……1個
- B
  - 豚こま肉……50g
  - ゴーヤ（1cm幅半月切り）…1/4本
  - 木綿豆腐（一口大、水切り）1/2丁
- ごま油……小さじ2
- しょうゆ……小さじ1
- おろしにんにく……少々

＊鰹節はお好みで

作り方

1. フライパンでごま油とおろしにんにくを弱火で温め、Bに塩・コショウ（分量外・少々）を振り、中火で焼く。
2. 焼き色がついたら混ぜ合わせたAを回し入れ、卵が好みの固さになったらしょうゆを回し入れて混ぜ、皿に盛る。

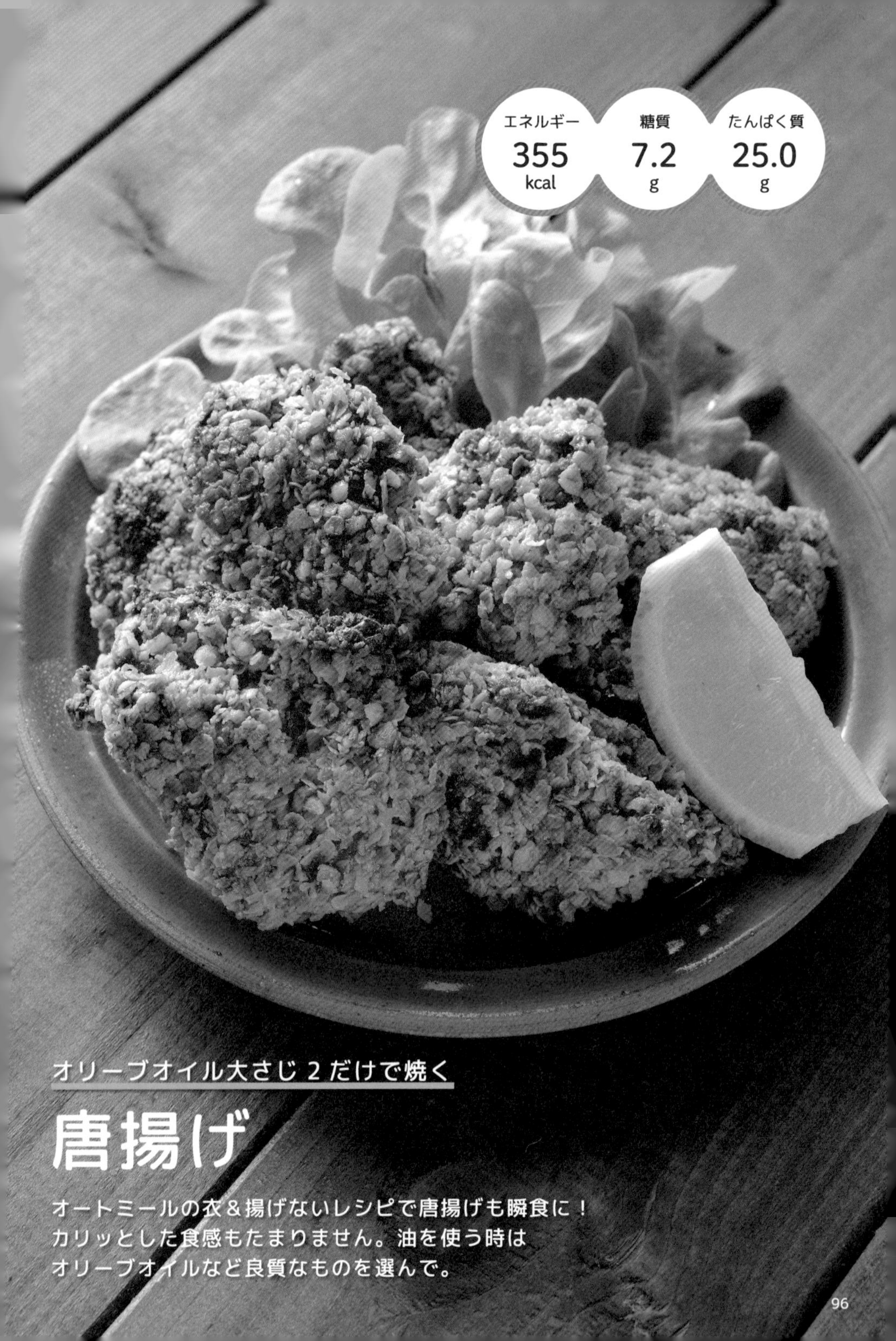

エネルギー	糖質	たんぱく質
355 kcal	7.2 g	25.0 g

オリーブオイル大さじ 2 だけで焼く

唐揚げ

オートミールの衣＆揚げないレシピで唐揚げも瞬食に！
カリッとした食感もたまりません。油を使う時は
オリーブオイルなど良質なものを選んで。

たんぱく質
鶏もも肉
卵

免疫力アップ
抗酸化

20分
＊つけおきする時間は除く

材料（2人分）

鶏もも肉		1枚
A	酒	大さじ1
	しょうゆ	大さじ1
	おろし生姜	少々
	卵	1個
B	オートミール	大さじ2
	米粉	大さじ1
オリーブオイル		大さじ2

＊レモン、グリーンリーフはお好みで

作り方

1. 鶏肉の両面にフォークで満遍なく穴をあけたら一口大に切り分け、ポリ袋に入れてAを加えてもみ、20分程度つけておく。
2. 卵を割り入れてもんだらBを混ぜ合わせた衣をまぶし、アルミホイルをしいたトースターに並べ、オリーブオイルを回しかける。
3. 230℃（1000W）のトースターで10分焼いたら裏返し、さらに5分焼く（十分に火が通るまで様子を見ながら焼く）。

これでやせ体質に！

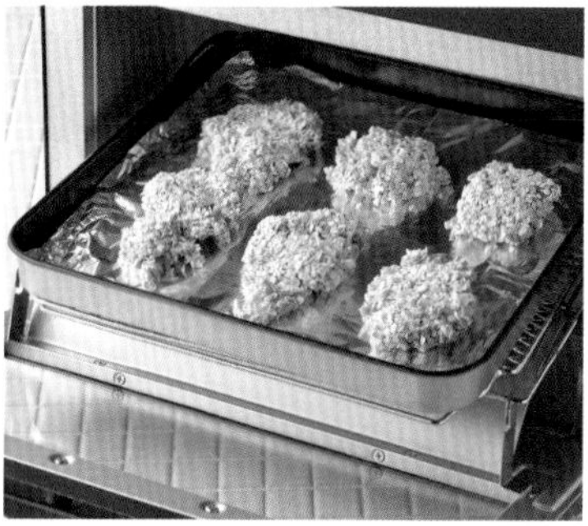

トースターは、唐揚げを少ない油でヘルシーに焼き上げることができるのでダイエットにはおすすめです。オートミールと米粉の糖質を抑えた衣も、カリカリに美味しく仕上がります！

やせ食材アレンジメモ！

ジューシーな鶏もも肉は、ささみや鶏むね肉と比べると脂質が高いですが、皮をはがしたり、余分な脂を取り除くだけでもヘルシー唐揚げに変身します！

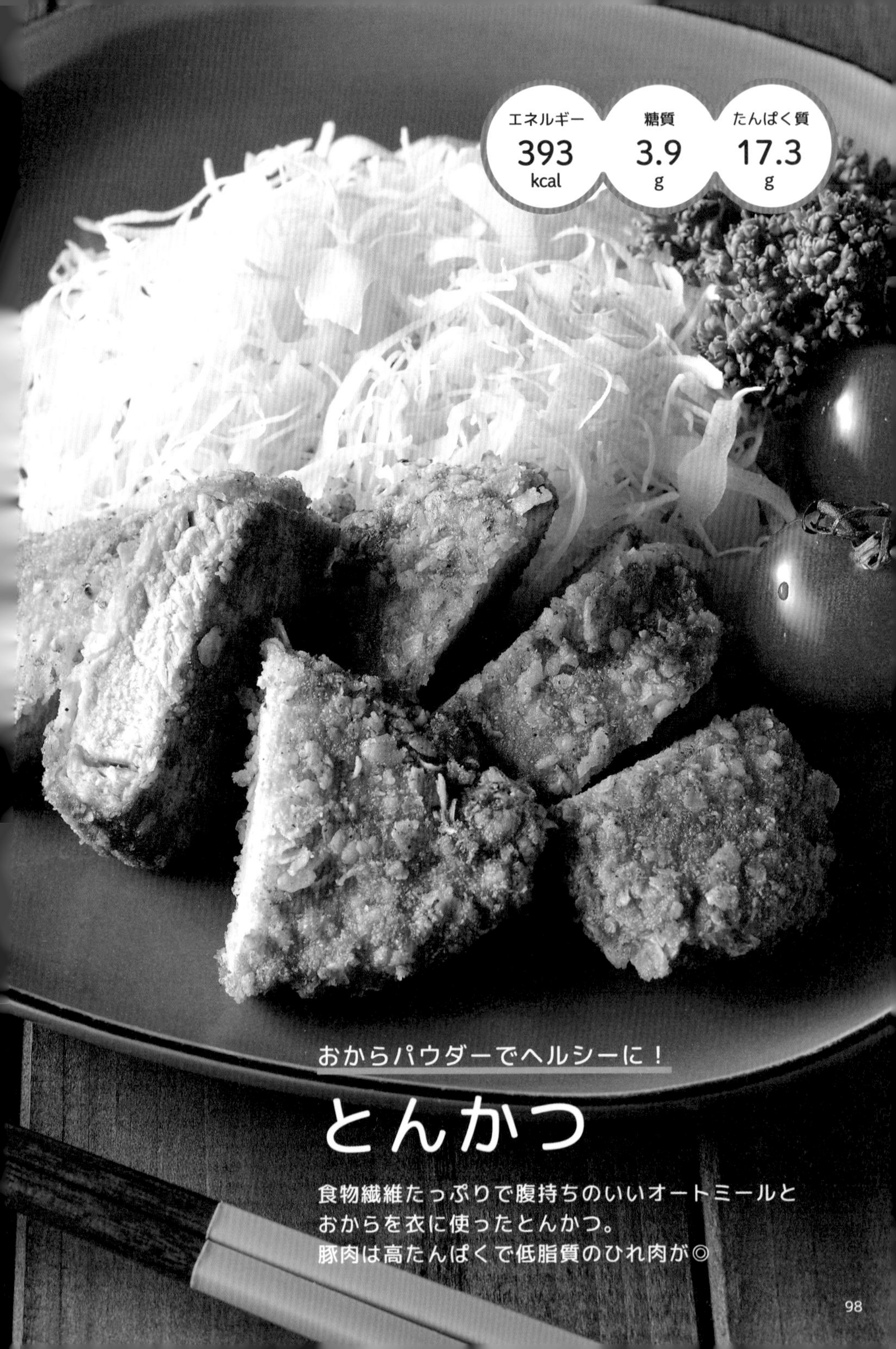

エネルギー	糖質	たんぱく質
393 kcal	3.9 g	17.3 g

おからパウダーでヘルシーに！

とんかつ

食物繊維たっぷりで腹持ちのいいオートミールと
おからを衣に使ったとんかつ。
豚肉は高たんぱくで低脂質のひれ肉が◎

たんぱく質
豚ひれ肉
おから

脂肪燃焼
代謝アップ　美肌

8分

材料（2人分）

豚ひれ肉ブロック ……………… 150g
塩・コショウ ……………… 少々
オートミール ……………… 大さじ2
おからパウダー ……………… 大さじ2
溶き卵 ……………… 適量
オリーブオイル ……………… 大さじ4

作り方

1. 豚肉を厚さ3cm程度のそぎ切りにし、両面に塩・コショウを振る。
2. **1**におからパウダーをまぶし、溶き卵にくぐらせ、オートミールをまぶす。
3. フライパンにオリーブオイルを熱し、**2**を入れる。なるべく肉に触らないようにして両面を揚げ焼きにする。

これでやせ体質に！

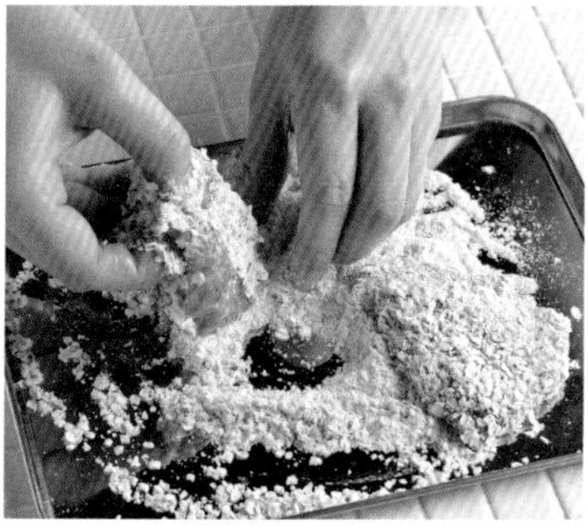

衣に小麦粉やパン粉を使わず、低カロリー＆低糖質なおからとオートミールを使うので、ダイエット中も気にせず食べられます！

ワンポイントメモ！

おからパウダーは小麦粉の代用として、パンやチヂミなどにも使えます。常温で2～6ヵ月保存できるので、常備しておきましょう！

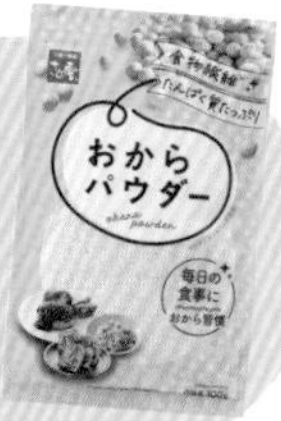

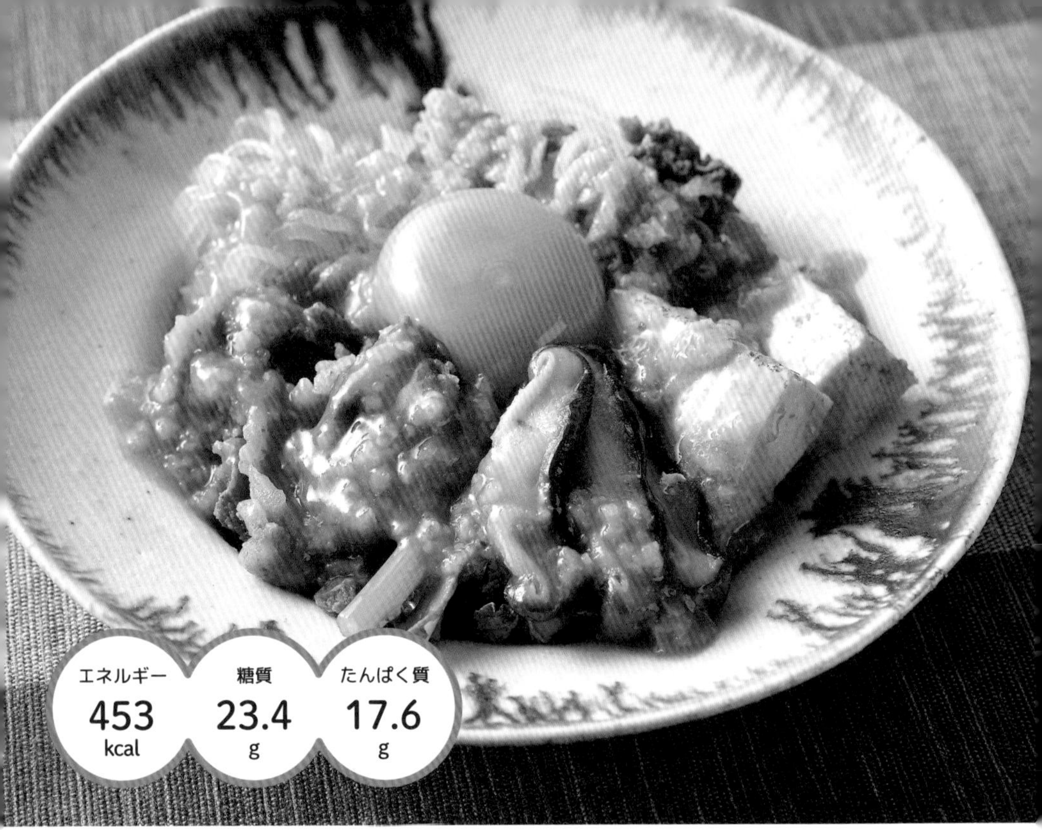

エネルギー 453 kcal
糖質 23.4 g
たんぱく質 17.6 g

ビタミンB
春菊
しいたけ

たんぱく質
牛こま肉
焼き豆腐

筋力アップ　抗酸化

砂糖を使わず、カロリー＆糖質オフ

すき煮

15分

材料（1人分）

牛こま肉 ……………………… 80g
エリスリトール …… 大さじ 1/2

A
焼き豆腐（一口大）…… 50g
白菜（ざく切り）……… 1枚
春菊（ざく切り）……… 2株
しいたけ（薄切り）…… 1枚
しらたき ……………………… 50g

B
水 ……………………………… 80ml
煮切りみりん※1 …大さじ 1
しょうゆ ………… 大さじ 1

オートミール
……………………… 大さじ 1～2

※1 煮切りみりんの作り方は P.47 を参照

＊卵黄はお好みで

作り方

1. フライパンに牛肉とエリスリトールを入れて焼き絡めたら、A、B の順に入れて蓋をし、8～10分煮る。
2. 火が通ったらオートミールを加えて全体を混ぜ、蓋をして1分ほど蒸らしたら器に盛る。

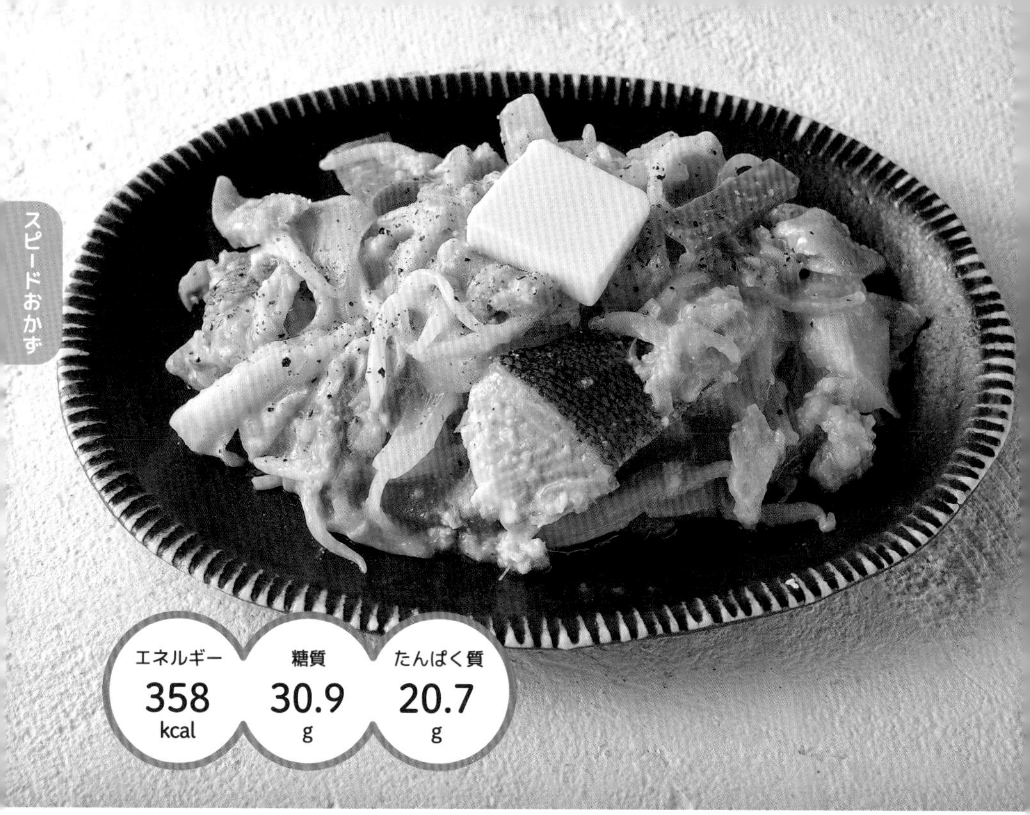

エネルギー	糖質	たんぱく質
358 kcal	**30.9** g	**20.7** g

ビタミンB	たんぱく質	
キャベツ	サケ	血液サラサラ　抗酸化

抗酸化作用を持つサケでアンチエイジング！
サケのちゃんちゃん焼き

⟨15分⟩

材料（1人分）

オートミール ……大さじ 1～2
生サケ（切り身）……………1 尾
A
　キャベツ（ざく切り）……1 枚
　もやし …………………… 1/2 袋
　にんじん（4cm 短冊切り）
　…………………………… 1/4 本

B
味噌 ……………………… 大さじ 2
煮切りみりん※1 ‥ 大さじ 2
しょうゆ ………… 大さじ 1
バター ……………………… 10g

※1 煮切りみりんの作り方は
P.47 を参照

＊粗びき黒コショウはお好みで

作り方

1. フライパンに A を入れて生サ
ケをのせ、蓋をして中火で 10
分蒸し焼きにする。

2. 野菜がしんなりしてきたらサ
ケをほぐしながら全体を混ぜ、
B を加えて炒め合わせる。

3. オートミールを加えて全体
を混ぜたら皿に盛り、バター
をのせる。

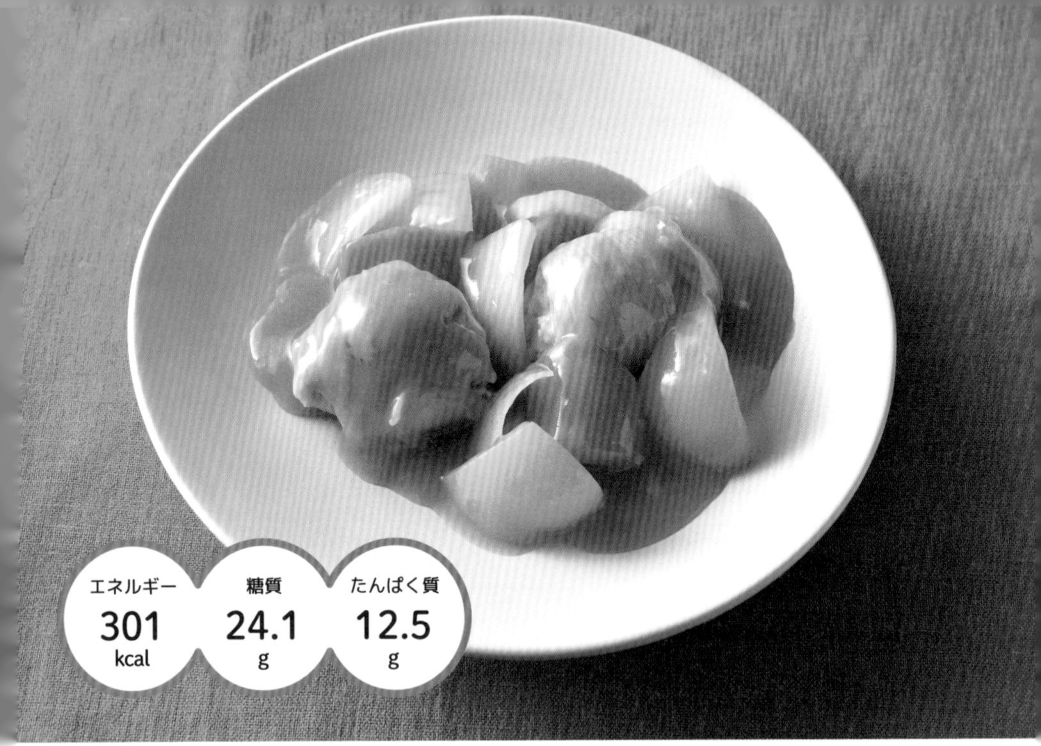

エネルギー 301 kcal　糖質 24.1 g　たんぱく質 12.5 g

ビタミンB　玉ねぎ

たんぱく質　豚もも肉

脂肪燃焼　血液サラサラ

炒めることで余分な油分をカット！

揚げない酢豚

15分

材料（1 人分）

A
- オートミール …………30g
- 水 ……………………50ml

豚もも薄切り肉……………2 枚

B
- にんじん（乱切り）… 1/3 本
- 玉ねぎ（くし形切り） …………………… 1/6 個
- 黄パプリカ（乱切り） …………………… 1/8 個

C
- 水 ……………………… 200ml
- 酢 ………………… 大さじ 1
- しょうゆ ……… 大さじ 1/2
- 鶏がらスープの素 …………………… 小さじ 2

ごま油 ……………… 小さじ 2

水溶き片栗粉 ………………適量

作り方

1. 耐熱容器に A を入れてよく混ぜ、ラップをせずに電子レンジで 2 分加熱する。取り出したら練り混ぜて二等分し、塩・コショウ（分量外・少々）を振った豚肉で包み、丸く形を整える。
2. フライパンにごま油を熱し、**1** と B を炒める。火が通ったら C を加え、ひと煮立ちさせたら火を止めて水溶き片栗粉でとろみをつける。

体から老廃物を追い出す！

サケの混ぜご飯

4分

血液サラサラ　むくみ解消

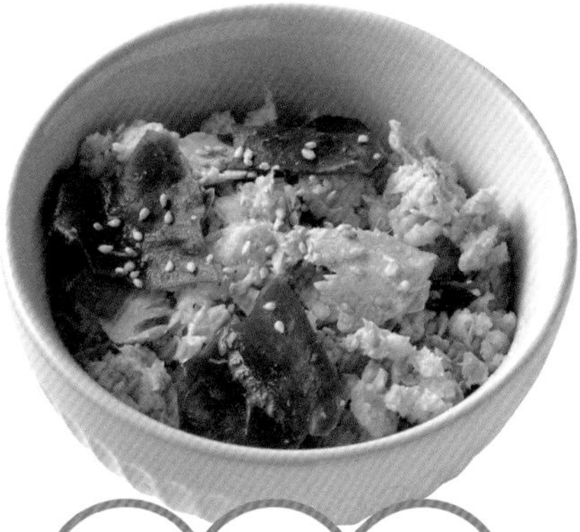

エネルギー 176 kcal　糖質 17.3 g　たんぱく質 13.3 g

材料（1 人分）

A
- オートミール……30g
- 水……50ml

生サケ（皮を取る）……50g

乾燥わかめ（水で戻す）……小さじ 1

白ごま……少々

作り方

1. 耐熱容器に A を入れてよく混ぜ、生サケをのせてラップをかけ、電子レンジで 1 分加熱する。
2. 取り出してよく混ぜたらラップをせずに 1 分加熱し、乾燥わかめを加えてサケをほぐしながら混ぜ、器に盛って白ごまをかける。

たっぷりの食物繊維で満腹感 UP ！

さつまいもとツナと塩昆布の混ぜご飯

8分

便秘解消
血液サラサラ

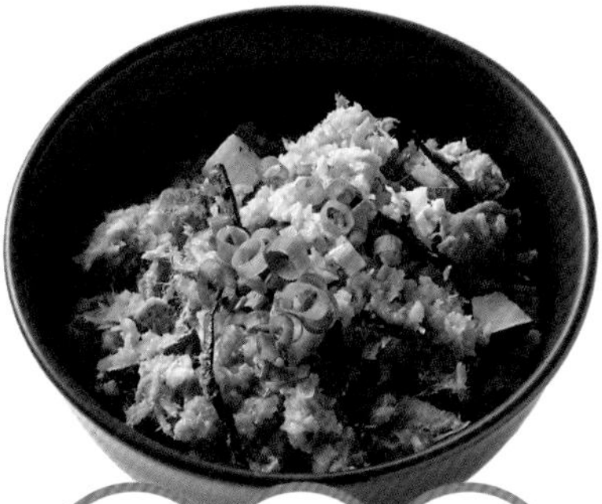

エネルギー 205 kcal　糖質 34.3 g　たんぱく質 8.3 g

材料（1 人分）

さつまいも（小）……1/3 本

A
- オートミール……30g
- 水……適量
- （缶汁と合わせて 50ml にする）
- ツナ水煮缶（水切り）……30g
- 塩昆布……ひとつまみ

青ねぎ（小口切り）……ひとつまみ

作り方

1. さつまいもは洗って濡れたままラップで包み、竹串で数ヵ所穴をあけ、電子レンジで 2 分加熱する。ラップを外して 1cm 角に切り分ける。
2. 耐熱容器に A を入れてよく混ぜ、ラップをせずに電子レンジで 2 分加熱する。
3. 取り出してよく混ぜたら 1 を加えてさっと混ぜ、器に盛って青ねぎをかける。

しらすのDHAで血液サラサラに

血液サラサラ　抗酸化

しらす丼

4分

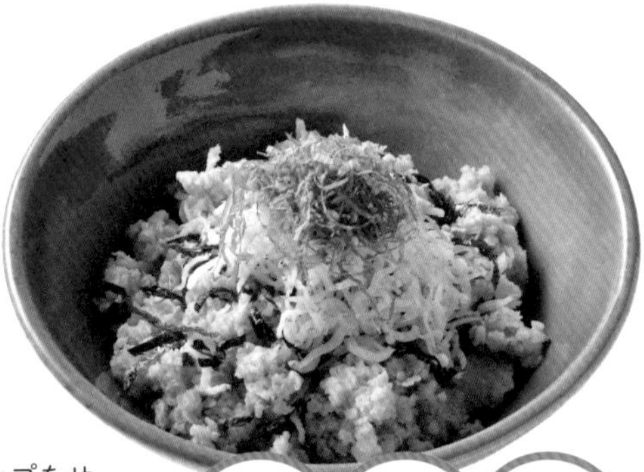

材料（1人分）

A	オートミール	30g
	水	50ml
	しらす	20g
	大葉（千切り）	1枚
	刻みのり	少々
	白ごま	少々

作り方

1. 耐熱容器にAを入れてよく混ぜ、ラップをせずに電子レンジで2分加熱する。取り出したらフォークなどでほぐし、器に盛る。
2. 刻みのり、しらす、大葉、白ごまをかける。

エネルギー	糖質	たんぱく質
129 kcal	17.2 g	6.7 g

腸内環境を整えて、お腹すっきり！

便秘解消

めかぶがゆ

5分

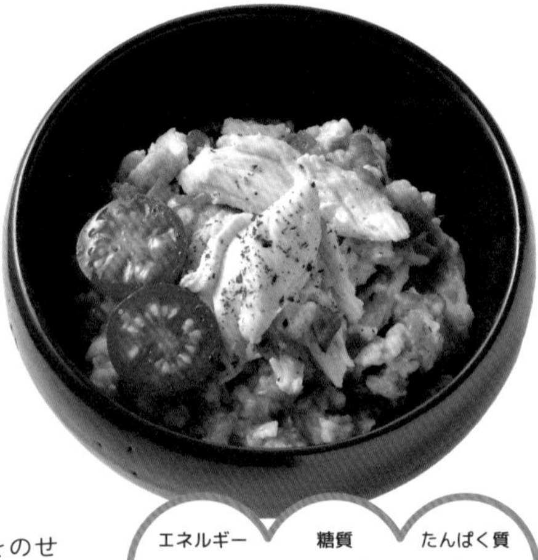

材料（1人分）

A	オートミール	30g
	水	80ml
	鶏がらスープの素※1	小さじ1/4
	おろし生姜	少々
B	サラダチキン※2（細かく割く）	1/3枚
	刻みめかぶ（味付きでないもの）	大さじ2

※1 鶏がらスープの素は無添加のものがおすすめ

※2 サラダチキンの作り方はP.87を参照

＊粗びき黒コショウ、ミニトマトはお好みで

作り方

1. 耐熱容器にAを入れてよく混ぜたらBをのせてラップをかけ、電子レンジで2分加熱する。
2. よく混ぜてから器に盛る。

エネルギー	糖質	たんぱく質
145 kcal	17.2 g	10.2 g

これでやせ体質に！

オートミールを米化するだけで、大幅に糖質オフができます。

糖質　白米：55g ▶ **オートミール：18g**

※白米はお茶碗1杯分180g　オートミールは1食分30g

さば缶を汁ごと加えて効率的に栄養補給！

さば缶の混ぜご飯

5分

抗酸化

材料（1人分）

A
- オートミール……30g
- 水……適量
- （缶汁と合わせて50mlにする）
- 生姜（千切り）……少々
- 塩……ひとつまみ

さば水煮缶（水切り）……50g
大葉（千切り）……1枚

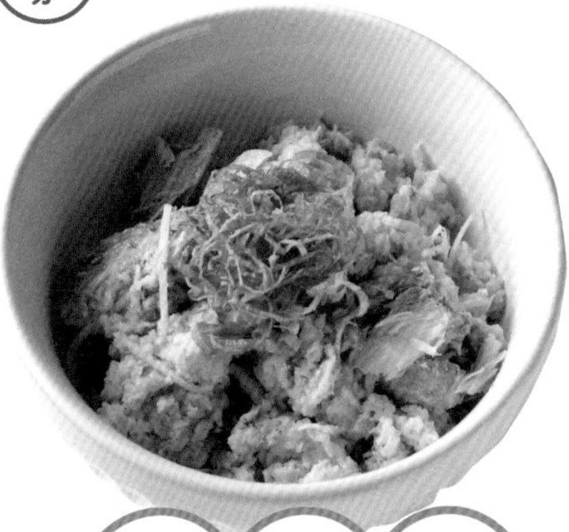

エネルギー	糖質	たんぱく質
178 kcal	17.4 g	14.2 g

作り方

1. 耐熱容器にAを入れてよく混ぜ、ラップをせずに電子レンジで2分加熱する。
2. 取り出してさば水煮缶を加えてよく混ぜる。
3. 器に盛り、大葉をのせる。

サケ缶まるごとの栄養を時短でさらっと

お茶漬け

3分

血液サラサラ
疲労回復

材料（1人分）

A
- オートミール……30g
- 水……適量
- （缶汁と合わせて50mlにする）

B
- 塩昆布……ひとつまみ
- サケ水煮缶（水切り）……50g
- 青ねぎ（小口切り）……大さじ1

熱湯……150ml

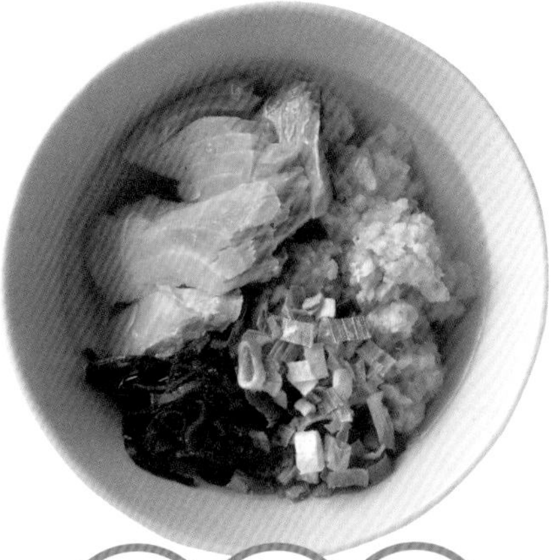

エネルギー	糖質	たんぱく質
108 kcal	17.2 g	3.9 g

作り方

1. 耐熱容器にAを入れてよく混ぜ、ラップをせずに電子レンジで2分加熱する。
2. 取り出してフォークなどでほぐし、器に盛る。
3. Bを加え、お湯を注ぐ。

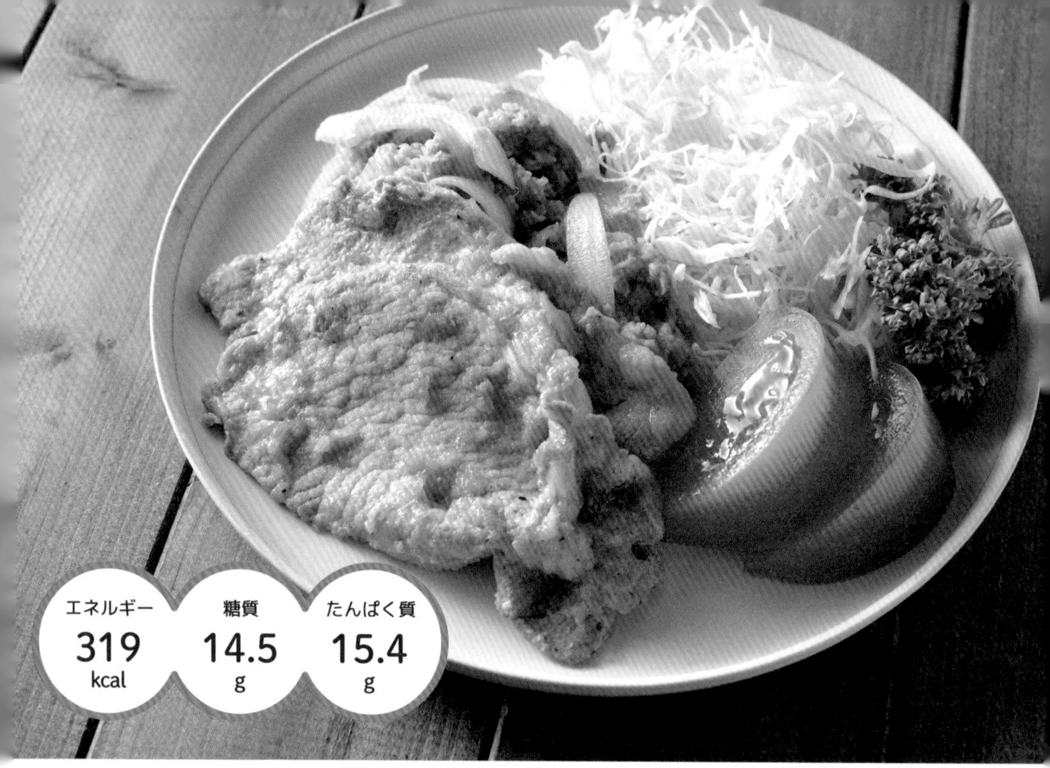
エネルギー
319
kcal
糖質
14.5
g
たんぱく質
15.4
g

ビタミンB	たんぱく質
玉ねぎ	豚ロース肉

脂肪燃焼　血液サラサラ

オートミールだれで満足感が倍増！

生姜焼き

8分 ＊漬け置きの時間を除く

材料（2人分）

A	豚ロース肉（生姜焼き用）	2枚
A	玉ねぎ（くし形切り）	1/4個
A	おろし生姜	1/2片
A	煮切りみりん[※1]	大さじ2
A	しょうゆ	大さじ1
A	酒	大さじ1
A	塩・コショウ	少々
	オートミール	大さじ2
	米油	小さじ2

※1 煮切りみりんの作り方はP.47を参照

＊トマト、キャベツ、パセリはお好みで

作り方

1. ポリ袋にAを入れてよくもみ、20分ほど置いておく。
2. フライパンに米油を熱し、**1**を入れて炒める。肉に火が通ったら皿に取り出す。
3. 残った汁にオートミールを加えてさっと混ぜ、肉にかける。

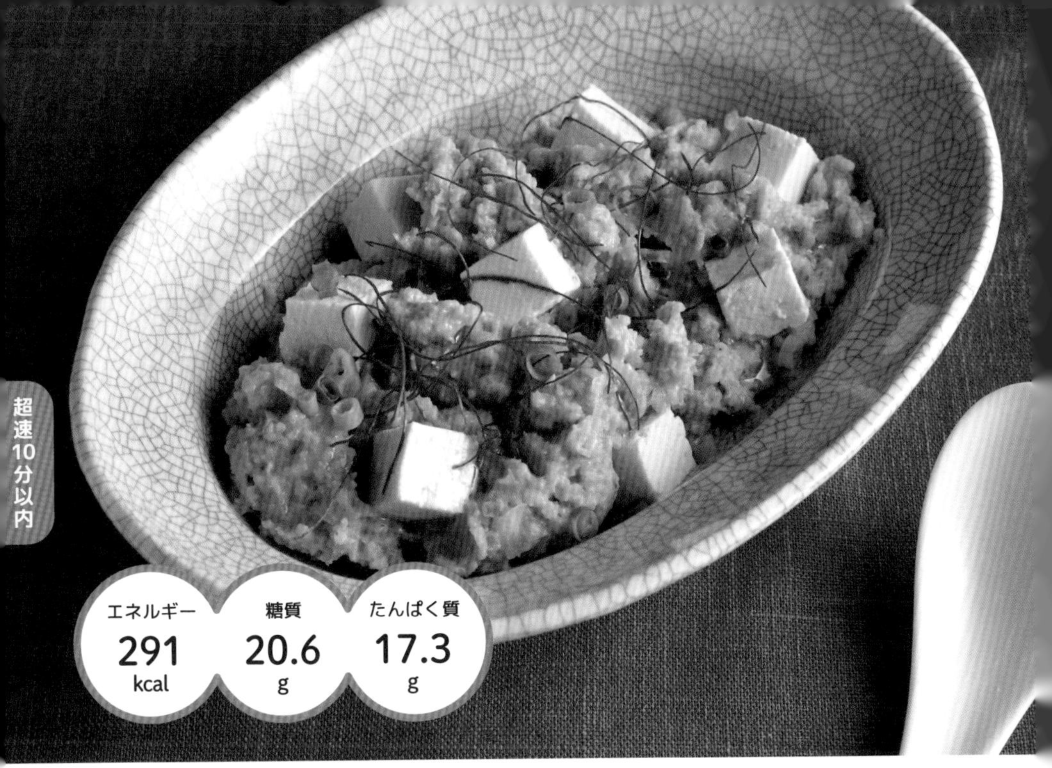

エネルギー 291 kcal　糖質 20.6 g　たんぱく質 17.3 g

ビタミンB	たんぱく質	
長ねぎ	豚ひき肉 木綿豆腐	脂肪燃焼　美肌

一滴も油を使わずカロリー大幅カット！

麻婆豆腐

6分

材料（1人分）

A	オートミール	30g
	水	50ml
	味噌	大さじ1
	鶏がらスープの素	小さじ1/4
	おろしにんにく	少々
B	豚ひき肉	50g
	木綿豆腐（1cm角切り）	50g
	長ねぎ（みじん切り）	1/4本

＊青ねぎ、糸唐辛子はお好みで

作り方

1. 耐熱容器にAを入れてよく混ぜたらBを加え、ラップをかけて電子レンジで2分加熱する。
2. 取り出したらよく混ぜてラップをかけ、再び1分加熱したら器に盛る。

一皿で完結！栄養満点で内側からキレイに！

パワーサラダ

食物繊維たっぷりの野菜に、
肉・豆のたんぱく質を組み合わせた機能性サラダ。
オートミールを加えれば主食にもなります。

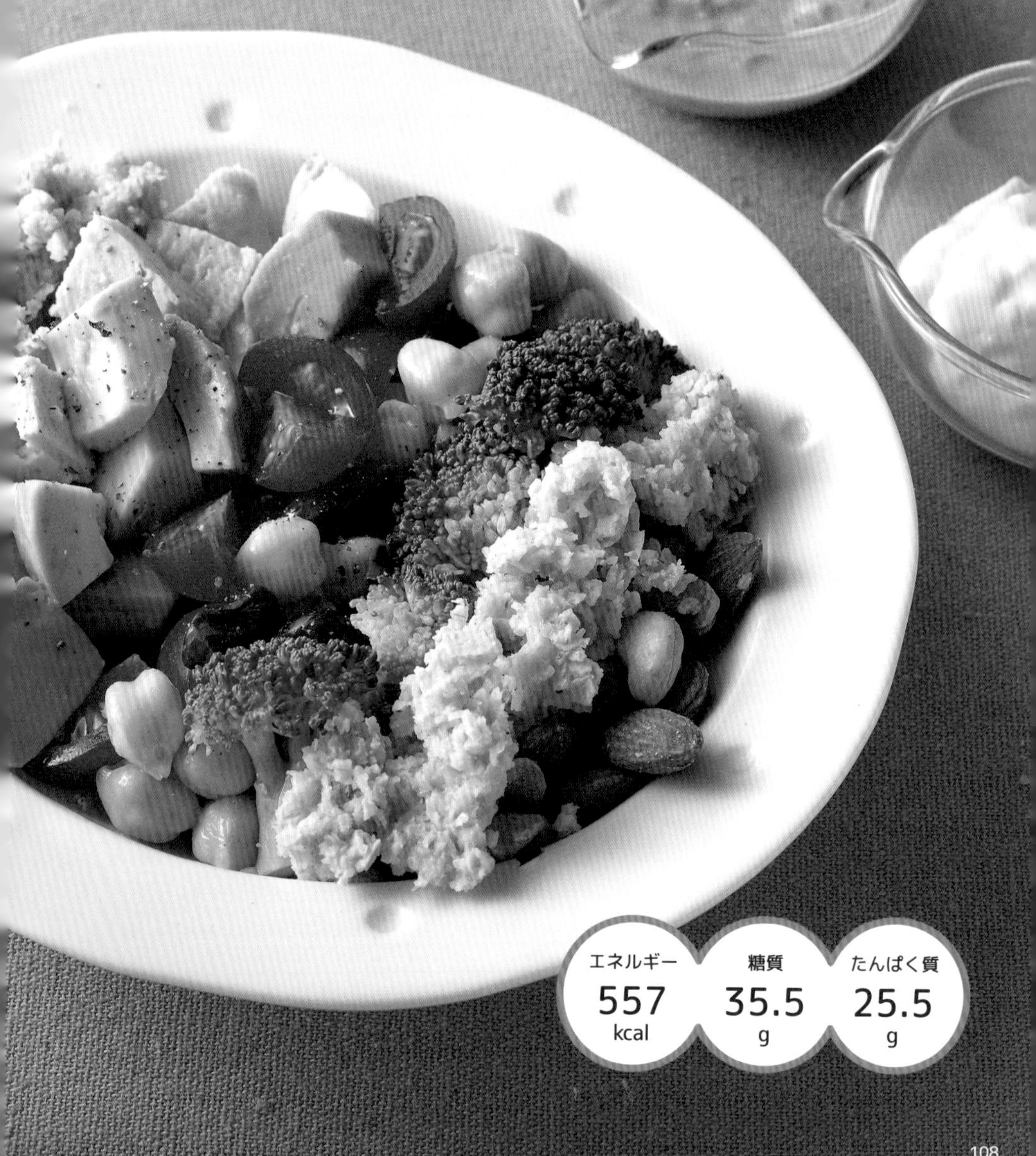

エネルギー 557 kcal

糖質 35.5 g

たんぱく質 25.5 g

ビタミンB
アボカド
ミニトマト
ブロッコリー

たんぱく質
サラダチキン

筋力アップ　抗酸化
美肌

8分

材料（1人分）

A
- オートミール ……………… 30g
- 水 ………………………… 50ml

ベビーリーフ ……………… ひとつかみ
サラダチキン※1（3cm角切り）1/2枚
アボカド（3cm角切り）………… 1/2個
ミニトマト（4等分）…………… 4個
ブロッコリー（小房に分ける）…… 30g
ミックスビーンズ ……………… 30g
ミックスナッツ ………………… 30g

※1 サラダチキンの作り方はP.87を参照

作り方

1. 耐熱容器にAを入れて混ぜたら、ラップをせずに電子レンジで2分加熱する。取り出したらフォークなどでほぐす。
2. 皿にベビーリーフをしきつめ、1とその他の具材をバランスよくのせる。
3. 〈豆乳マヨネーズ〉または〈納豆ドレッシング〉をかけていただく。

これでやせ体質に！

市販のマヨネーズやドレッシングを、簡単に作れる自家製にかえるだけで、脂質を約50%カットできます！作り方は、すべての材料を蓋つきの容器に入れてシェイクするだけ！

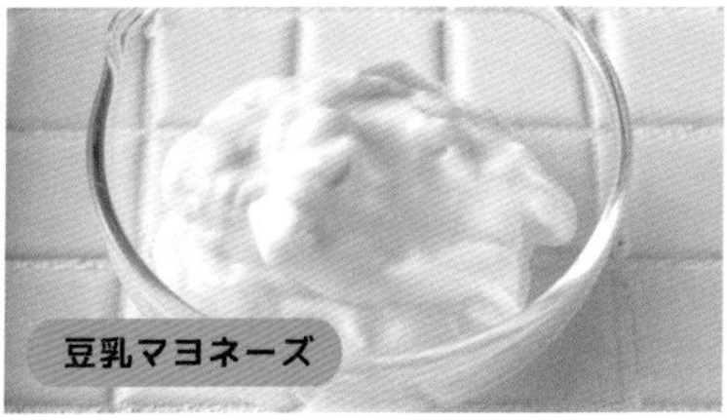
豆乳マヨネーズ

〈材料〉
オリーブオイル ……………… 大さじ5
無調整豆乳 ………………… 大さじ1
酢 …………………………… 大さじ1
塩 …………………………… ふたつまみ

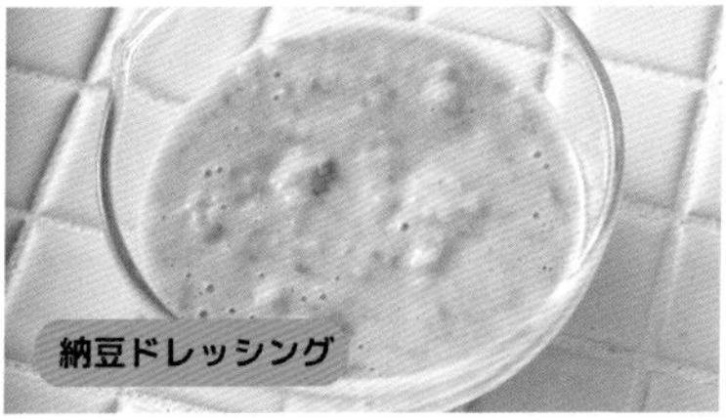
納豆ドレッシング

〈材料〉
ひきわり納豆 ………………… 1パック
玉ねぎ（みじん切り）………… 1/4個
オリーブオイル ……………… 大さじ2
酢 …………………………… 大さじ1
しょうゆ …………………… 大さじ1/2

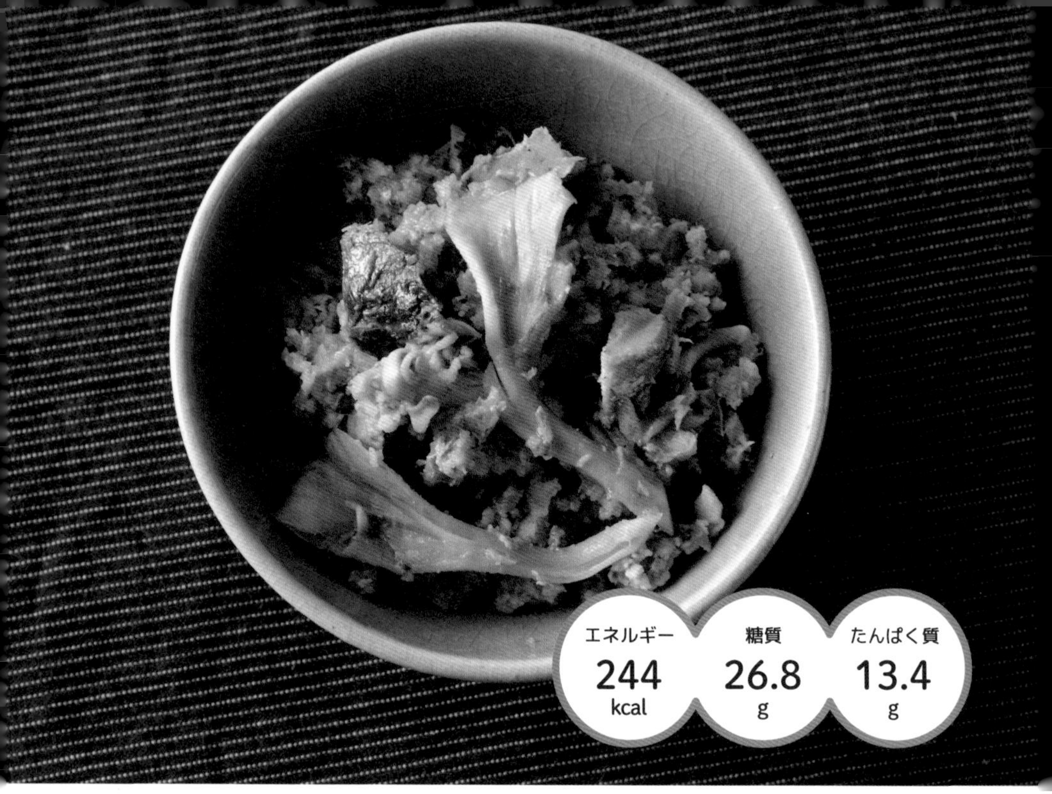

エネルギー	糖質	たんぱく質
244 kcal	26.8 g	13.4 g

ビタミンB　舞茸

たんぱく質　さば

抗酸化　美肌

全部まとめてレンチンするだけ！

さば缶と舞茸の炊き込みご飯

5分

材料（1人分）

A
- オートミール …………30g
- 水 ……………………………適量
（缶汁と合わせて50mlにする）
- 煮切りみりん※1 …… 大さじ1
- しょうゆ ……… 大さじ1/2
- 塩 ………………… ひとつまみ

B
- さば水煮缶（水切り）‥50g
- 舞茸（細かくほぐす）…30g
- にんじん（みじん切り）
……………………………8.5g

※1 煮切りみりんの作り方はP.47を参照。顆粒だしの素（小さ1/2）でも代用可。

作り方

1. 耐熱容器にAを入れてよく混ぜ、Bを加えてラップをかけ、電子レンジで2分加熱する。
2. 取り出したらフォークなどでほぐしながらよく混ぜ、器に盛る。

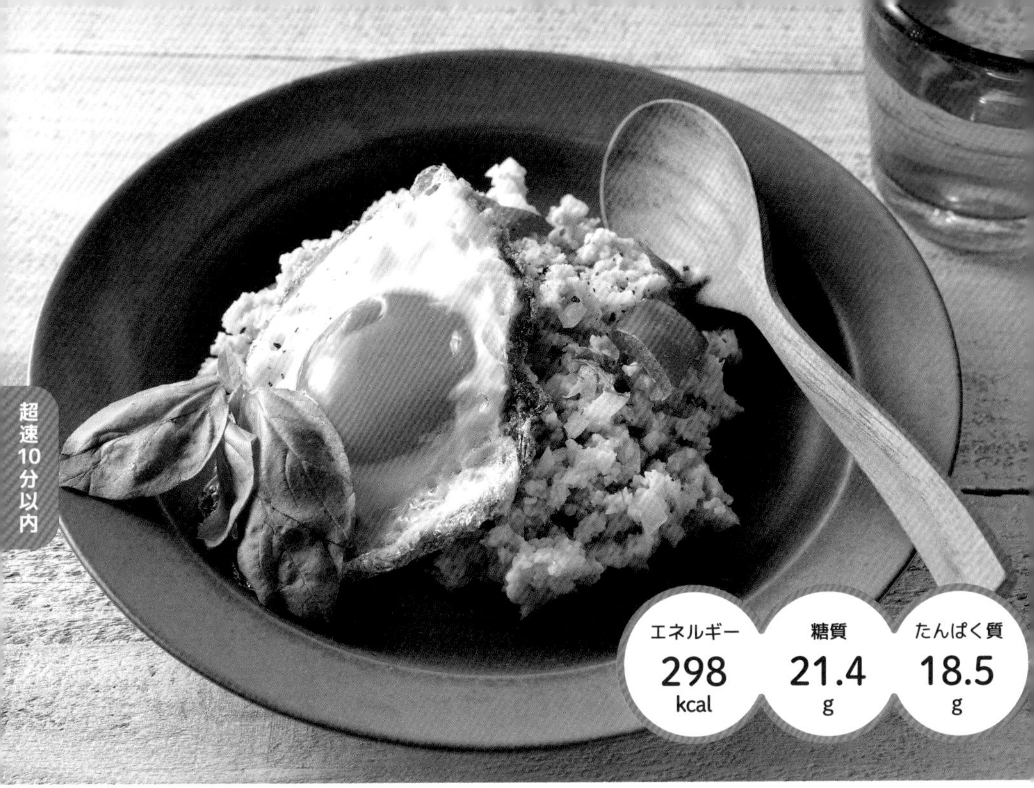

エネルギー 298 kcal　糖質 21.4 g　たんぱく質 18.5 g

ビタミンB	たんぱく質	
玉ねぎ 赤パプリカ	鶏ひき肉 卵	便秘解消　むくみ解消

鶏ひき肉×レンチンでヘルシーに！

ガパオライス風

6分

材料（1人分）

A	オートミール	30g
A	水	50ml
A	ナンプラー	小さじ2
A	おろしにんにく	少々
B	鶏ひき肉	50g
B	玉ねぎ（みじん切り）	1/6個
B	赤パプリカ（乱切り）	1/4個
B	バジル（粗みじん切り）	1枚
	目玉焼き	1個

＊バジルはお好みで

作り方

1. 耐熱容器にAを入れてよく混ぜたらBを加え、ラップをかけて電子レンジで2分加熱する。
2. 取り出したらよく混ぜてラップをかけ、再び1分加熱する。
3. 器に盛り、目玉焼きをのせる。

じゃがいもなしでもこの味と食感！

ポテトサラダ風

6分

免疫力アップ　美肌

材料（1人分）

A
- オートミール ……………… 30g
- 水 ……………………………… 50ml
- コンソメ顆粒 …………小さじ 1/2

ゆで卵（粗みじん切り）…………… 1個
玉ねぎ（粗みじん切り）……………… 10g
きゅうり（小口切り）……………1/4本
ギリシャヨーグルト ………… 大さじ 1
煮切りみりん※1 ………………… 大さじ 1

※1 煮切りみりんの作り方は P.47 を参照

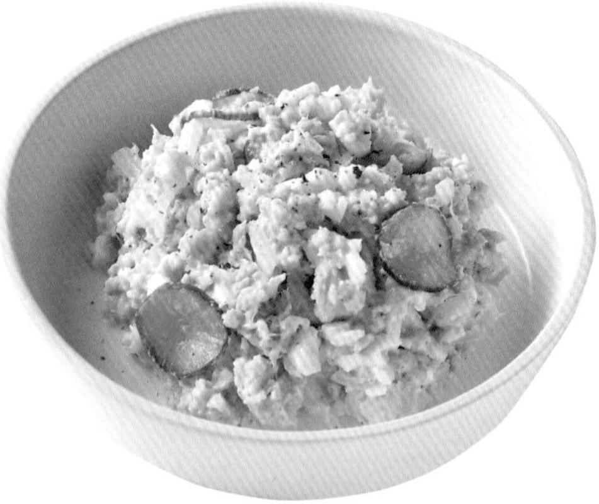

作り方

1. 耐熱容器に A を入れてよく混ぜ、ラップをせずに電子レンジで 2 分加熱する。取り出したらフォークなどでほぐす。
2. 玉ねぎときゅうりは塩（分量外・少々）でもんで水で洗い、水気を絞っておく。
3. すべての材料を混ぜ合わせ、塩・コショウ（分量外・少々）で味をととのえる。

エネルギー	糖質	たんぱく質
244 kcal	28.1 g	12.0 g

ビタミンBと食物繊維がたっぷりとれる

切干大根のレンチンさっと煮

便秘解消　むくみ解消

7分

材料（1人分）

オートミール ....大さじ 1 ～ 2
切干大根（乾燥）……………………… 20g
にんじん（細切り）…………………… 20g
油揚げ（細切り）……………………1/2枚
水 …………………………………… 50ml
煮切りみりん※1 ……………… 大さじ 1
しょうゆ ……………………大さじ 1/2
顆粒だしの素 ……………小さじ 1/27

※1 煮切りみりんの作り方は P.47 を参照

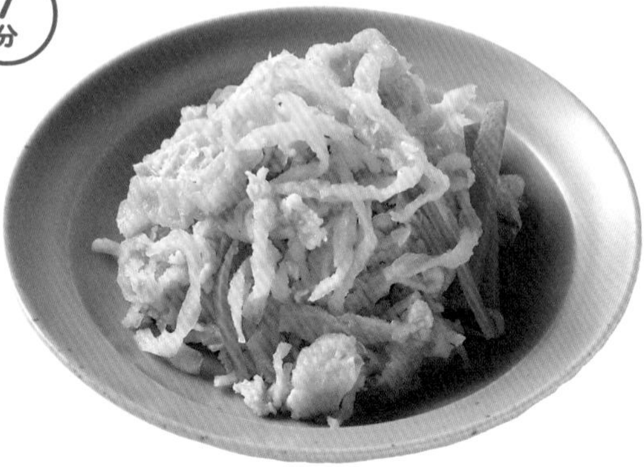

作り方

1. 切干大根は水で戻さず、ハサミで食べやすい大きさに切る。
2. 耐熱容器にすべての材料を入れて混ぜ、ラップをかけて電子レンジで 4 分加熱する。

エネルギー	糖質	たんぱく質
182 kcal	15.8 g	6.1 g

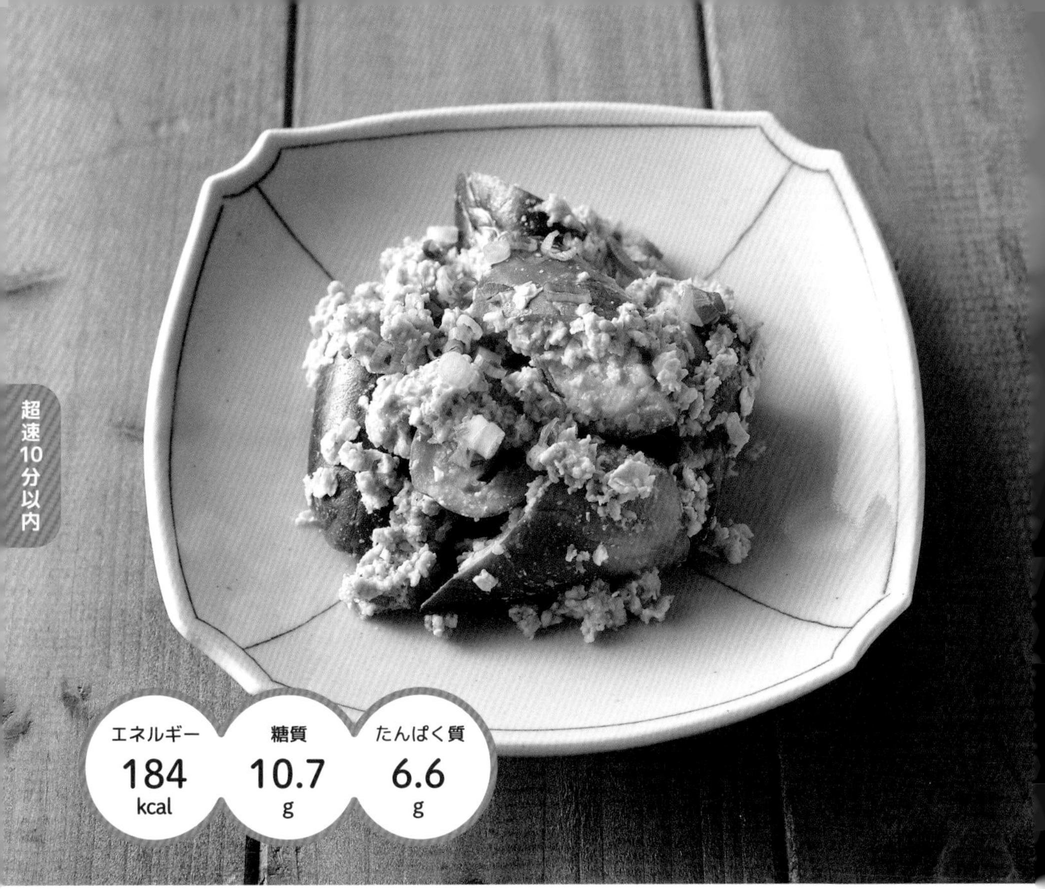
エネルギー
184
kcal
糖質
10.7
g
たんぱく質
6.6
g

ビタミンB
なす

たんぱく質
白ごま

むくみ解消　抗酸化

なすのポリフェノールでむくみをとる！

なすのごま和え

8分

材料（1人分）

なす……2本

A
- オートミール……大さじ2
- 白すりごま……大さじ2
- 水……小さじ2
- しょうゆ……小さじ1
- レモン汁……小さじ1/4

青ねぎ（小口切り）……適量

作り方

1. 濡らしたなすをラップに包み、爪楊枝で数ヵ所穴をあけ、電子レンジで2分加熱する。
2. 粗熱が取れたら食べやすい大きさに乱切りにする。
3. ポリ袋にAを入れて混ぜ合わせ、**2**を加えてさっと和えて皿に盛り、青ねぎをかける。

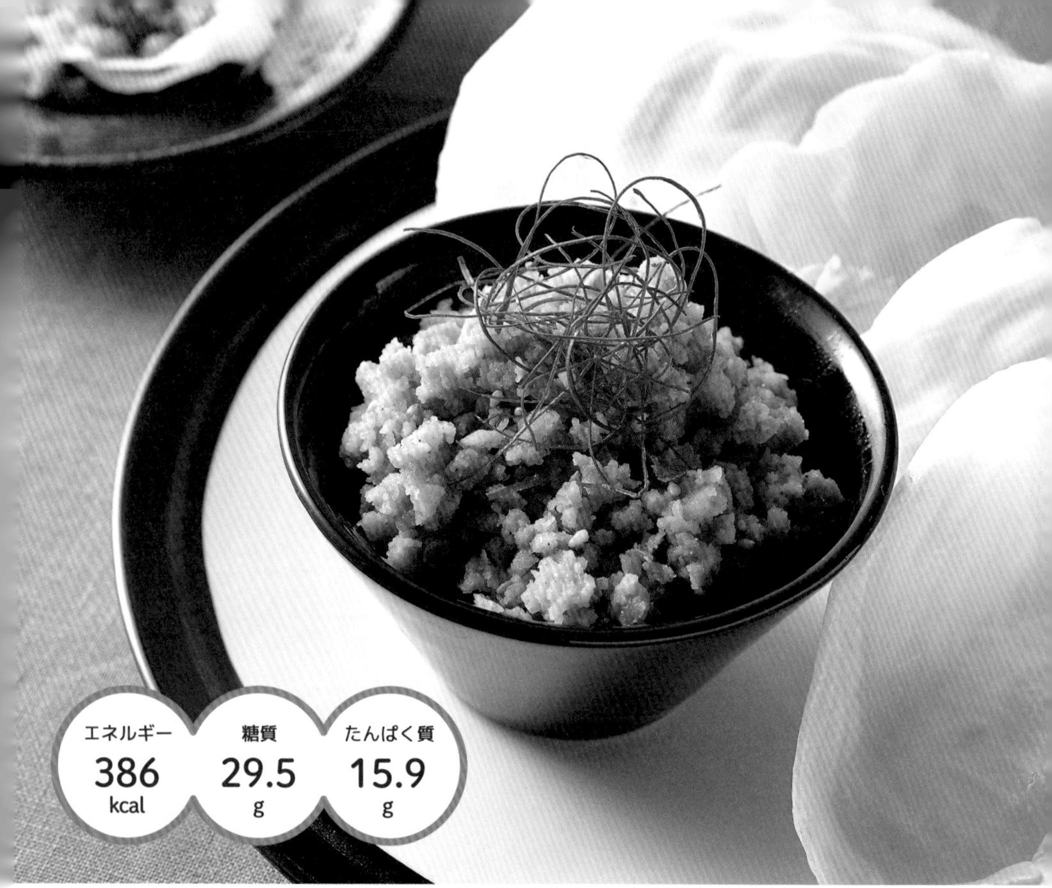

ビタミンB
白ごま
レタス

たんぱく質
豚ひき肉

脂肪燃焼　デトックス

レンチンだけでコクうま中華に！

坦々肉味噌レタス包み

5分

材料（1人分）

A	オートミール	30g
A	水	50ml
B	豚ひき肉	50g
B	味噌	大さじ1
B	煮切りみりん※1	大さじ1
B	白すりごま	大さじ1
B	ごま油	小さじ1
B	おろしにんにく・生姜	少々
	レタス	適量

※1 煮切りみりんの作り方はP.47 を参照

＊糸唐辛子はお好みで

作り方

1. 耐熱容器に A を入れて混ぜたら B を加え、ラップをかけて電子レンジで 2 分加熱する。
2. 取り出したらよく混ぜて再びラップをかけ 1 分加熱する。
3. 皿に盛ってレタスで包んでいただく。

お疲れ気味の体をいたわるやさしい味

レンチン茶碗蒸し

8分

免疫力アップ　疲労回復

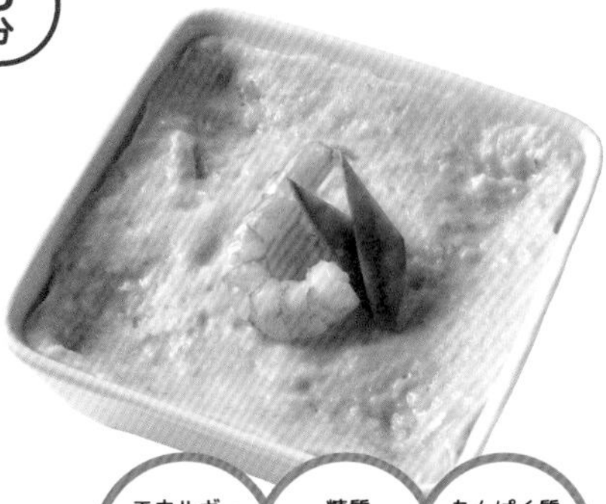

エネルギー 212 kcal　糖質 17.8 g　たんぱく質 14.8 g

材料（1人分）

A
- オートミール ……… 30g
- 水 ……… 100ml

B
- 卵 ……… 1個
- 水 ……… 80ml
- しょうゆ ……… 小さじ1
- 顆粒だしの素 ……… 小さじ1/4

- ボイルえび ……… 2尾
- 絹さや（二等分）……… 1枚

作り方

1. 耐熱容器にAを入れて混ぜ、ラップをかけずに電子レンジで1分加熱する。
2. 取り出したらBを加えてよく混ぜ、再び2~4分加熱する。
3. 好みの固さになったらボイルえびとゆでた絹さやを添える。

外はカリッと中はモチモチ

お豆腐チヂミ

6分

代謝アップ　美肌

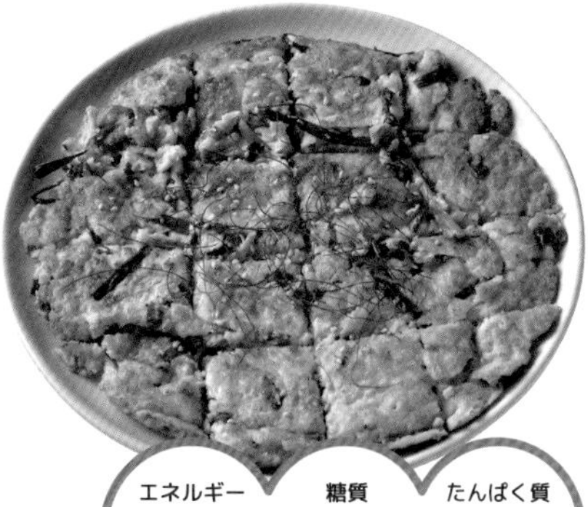

エネルギー 366 kcal　糖質 28.2 g　たんぱく質 11.6 g

材料（2人分）

A
- オートミール ……… 30g
- 木綿豆腐（水切り）……… 150g
- 卵 ……… 1個
- ニラ（4cm幅）……… 1/3束
- 米粉 ……… 50g
- 鶏がらスープの素 ……… 小さじ1/2

- ごま油 ……… 大さじ2
- 白ごま ……… 適量

作り方

1. ボウルにAを入れて混ぜ合わせる。
2. フライパンにごま油を熱し、1を入れて丸く形を整える。焼き色がついたら裏返し、へらなどで上からぎゅっと押しつけて両面を香ばしく焼き上げる。
3. 食べやすい大きさに切り分け、白ごまをかける。

高たんぱく・低糖質の桜えびで風味アップ

キャベツと桜えびのおひたし

デトックス
疲労回復

8分

材料（1人分）

キャベツ（ざく切り）……80g
A オートミール ……大さじ1～2
A 桜えび（素干し）……大さじ1
A しょうゆ ……小さじ1
A 顆粒だしの素 ……小さじ1

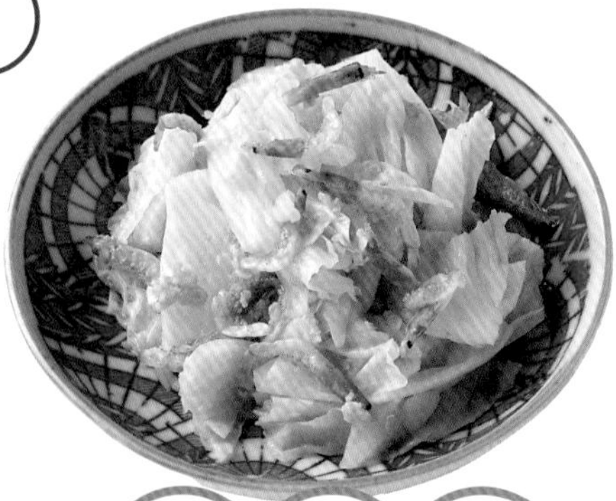

エネルギー	糖質	たんぱく質
77 kcal	8.6 g	5.4 g

作り方

1. 耐熱容器にキャベツを入れ、塩（分量外・少々）を振って軽くもみ、ラップをかけて電子レンジで3分加熱する。
2. 粗熱が取れたら、手でぎゅっと絞って水気を切る。
3. Aを加えて混ぜ合わせる。

ヘルシー食材を組み合わせてかさ増し！

がんもどきの出汁びたし風

10分

便秘解消
美肌

材料（1人分）

A オートミール ……30g
A 水 ……50ml
B 木綿豆腐 ……50g
B 芽ひじき（乾燥）……5g
B 枝豆 ……10粒
B おろし生姜 ……少々
B 塩 ……ひとつまみ
C 顆粒だしの素 ……小さじ1/4
C お湯 ……80ml
ごま油 ……大さじ2
＊ゆでたにんじんはお好みで

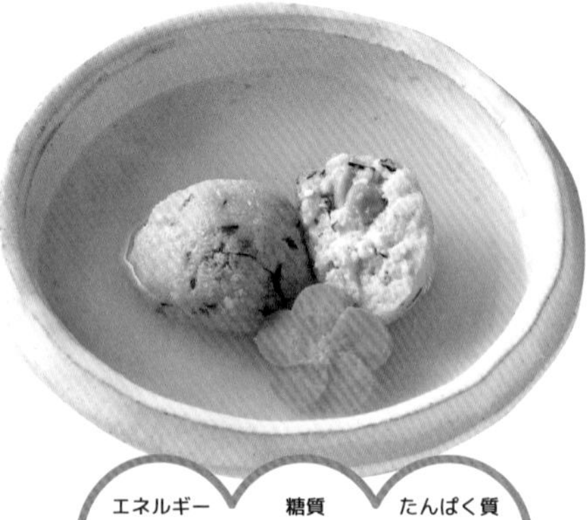

エネルギー	糖質	たんぱく質
417 kcal	18.3 g	9.1 g

作り方

1. 芽ひじきを水（分量外）で戻して、木綿豆腐と一緒に水気を切っておく。
2. 耐熱容器にAを入れて混ぜ、ラップをせずに電子レンジで2分加熱する。取り出してBを加えて混ぜ合わせ、二等分して丸める。
3. フライパンにごま油を熱し、2の表面を揚げ焼きにし、器に盛ったらCを注ぐ。

パン化＆おにぎり化
レシピ

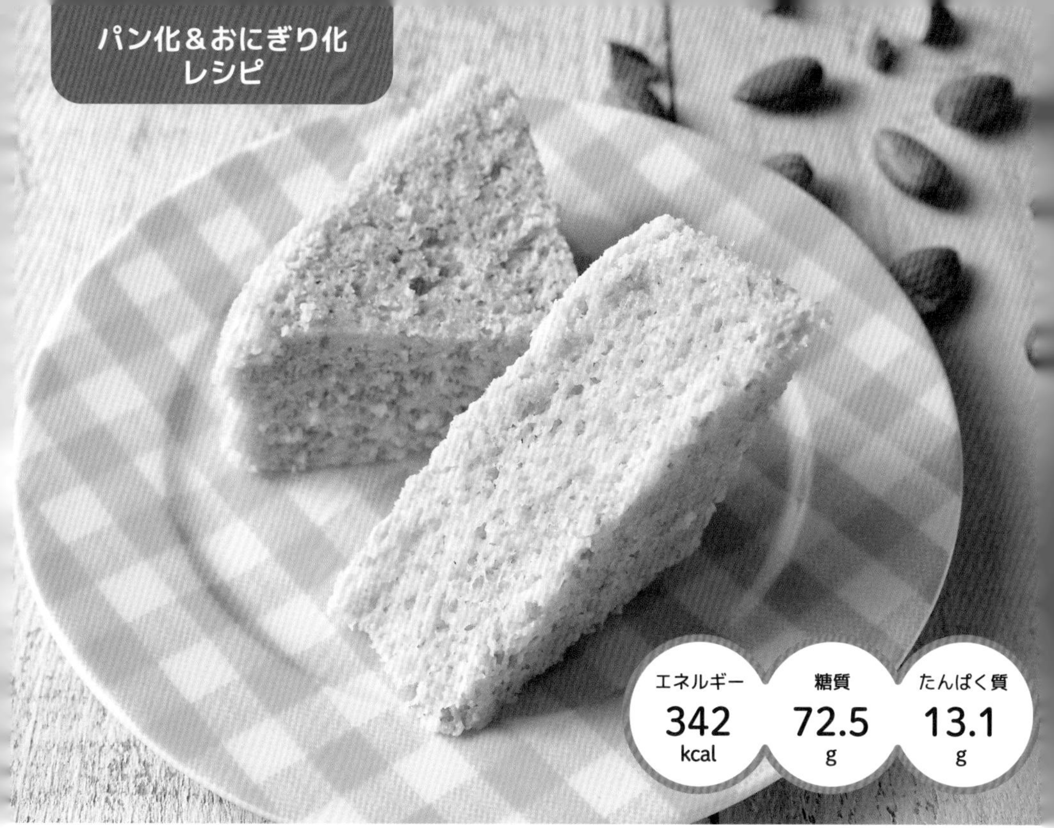

エネルギー 342 kcal
糖質 72.5 g
たんぱく質 13.1 g

ビタミンB アーモンドミルク
たんぱく質 卵

免疫力アップ　美肌

小麦・砂糖フリーでもこんなにおいしい！

アーモンドミルクの蒸しパン

15分

材料（1人分）

A	オートミール	30g
A	アーモンドミルク（無糖）	120ml
B	エリスリトール	大さじ3
B	はちみつ	大さじ1
B	ベーキングパウダー	小さじ1.5
B	卵	1個

※写真は10×12×高さ5cmの耐熱容器を使用

作り方

1. 四角い耐熱容器にAを入れてよく混ぜ、5分ほど置いておく。
2. ふやけたAをゴムベラなどでしっかり潰し、滑らかになったらBを加えてよく混ぜる。
3. ラップをせずに電子レンジで6～7分加熱する。竹串を刺してみて、生地がついてこなければ完成。

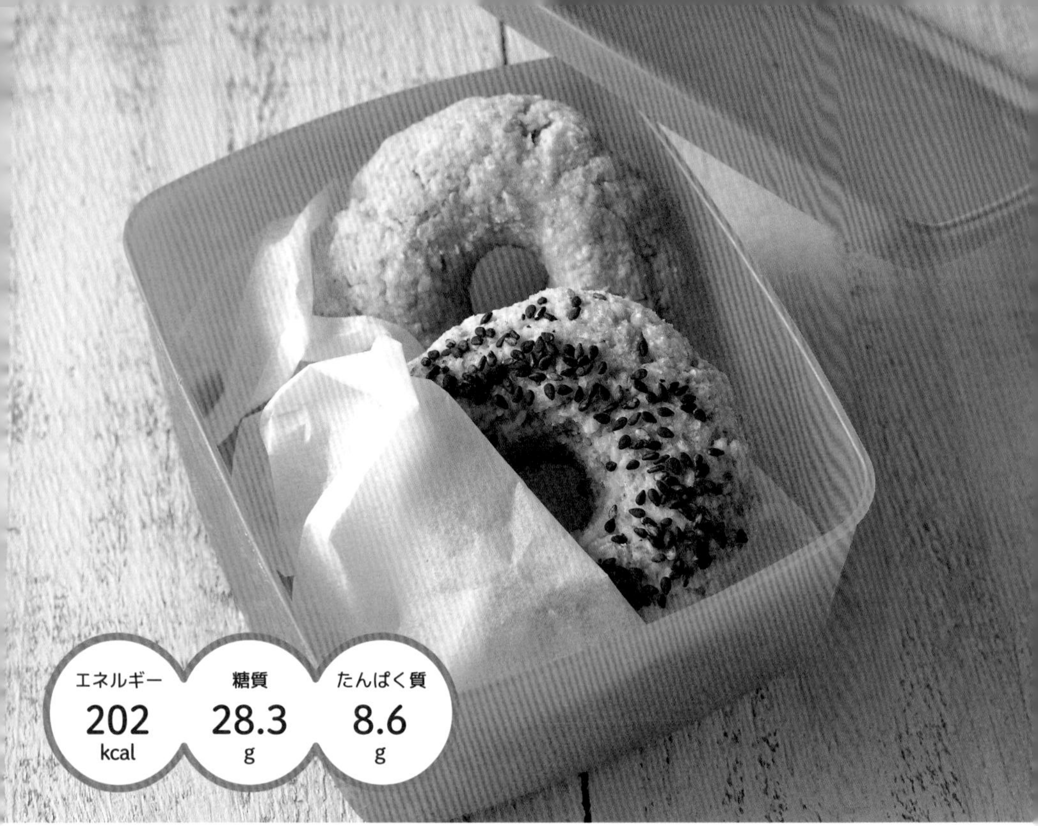

エネルギー 202 kcal　糖質 28.3 g　たんぱく質 8.6 g

ビタミンB 黒ごま

たんぱく質 木綿豆腐

代謝アップ　美肌

ゆでない！焼かない！型いらず！

お豆腐ベーグル

10分 ＊水切り時間を除く

材料（3個分）

A
- オートミール …… 130g
- 木綿豆腐（水切り） …… 150g
- はちみつ …… 大さじ1/2
- ベーキングパウダー …… 小さじ1

＊黒ごま（適量）はお好みで

作り方

1. ボウルにAを入れてよく混ぜ、5分ほど置いておく。
2. ふやけたAを三等分にして平たい円形にまとめ、中央に穴をあけて広げる。表面を少し水で濡らし、お好みで黒ごまをかける。
3. 皿にクッキングシートをしいて**2**をのせ、ラップをかけずに1つずつ電子レンジで1分加熱する。

一口サイズでお弁当にも！

肉巻きおにぎり

8分

脂肪燃焼　便秘解消

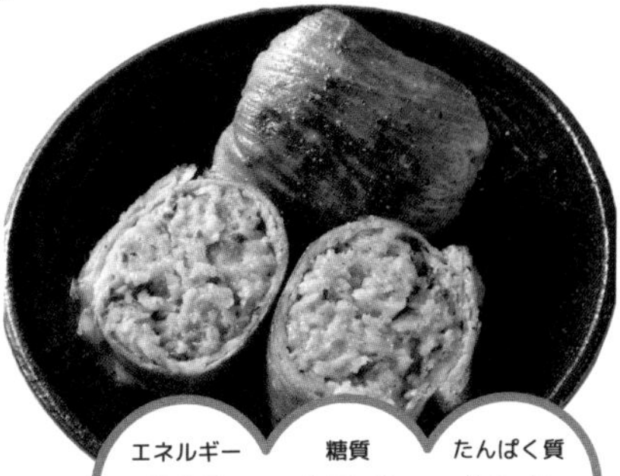

エネルギー	糖質	たんぱく質
295 kcal	17.4 g	19.2 g

材料（1人分）

A
- オートミール……30g
- 水……50ml
- 豆苗（みじん切り）……50g

豚もも薄切り肉……4枚
塩・コショウ……少々
米油……小さじ2

作り方

1. 豚肉の両面に塩・コショウを振っておく。
2. 耐熱容器にAを入れてよく混ぜ、ラップをせずに電子レンジで2分加熱する。取り出したらよく混ぜ、二等分して俵型に丸める。
3. **1**を2枚ずつ十字に置いて中央に**2**をのせ、隙間なく包んだら、米油をひいたフライパンで表面を焼き、火が通るまで蓋をして蒸し焼きにする。

砂糖なし＆油抜きでカロリーオフ

おいなりさん

10分
＊油抜きと冷ます時間は除く

筋力アップ

材料（1人分）

A
- オートミール……30g
- 水……50ml

B
- 鶏むね肉……50g
- 煮切りみりん[※1]……大さじ2
- しょうゆ……小さじ1

枝豆……10粒

C
- 水……80ml
- 煮切りみりん……大さじ2
- しょうゆ……大さじ1
- 顆粒だしの素……小さじ1/2

油揚げ（油抜きして半分に切る）…1枚

※1 煮切りみりんの作り方はP.47を参照

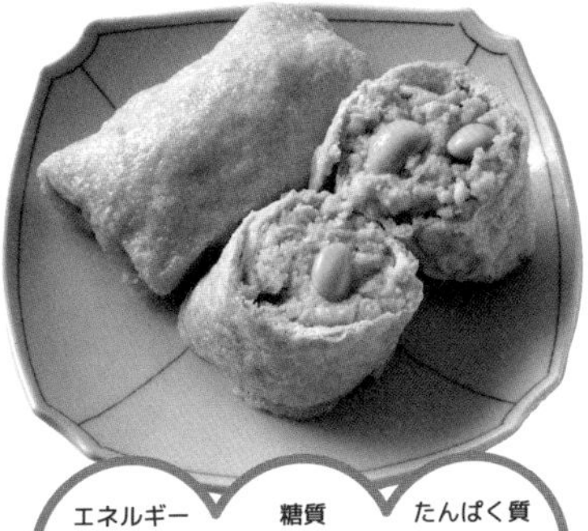

エネルギー	糖質	たんぱく質
267 kcal	18.2 g	20.7 g

作り方

1. 耐熱容器にAとBを順に加えてよく混ぜ、ラップをかけて電子レンジで2分加熱する。再びよく混ぜてラップをかけ1分加熱し、取り出したら枝豆を加えて二等分する。
2. 耐熱容器に袋状に開いた油揚げとCを入れてラップをかけ、電子レンジで2分加熱する。冷めたら汁気を切り、俵型に丸めた**1**を詰める。

さよなら罪悪感！減量中でもパンを楽しめる！

オートミールパンの卵サンド

小麦のパンではなくオートミールパンを使えば、糖質を抑えた
栄養満点のサンドイッチが完成！もっちりとした食感がクセになります。

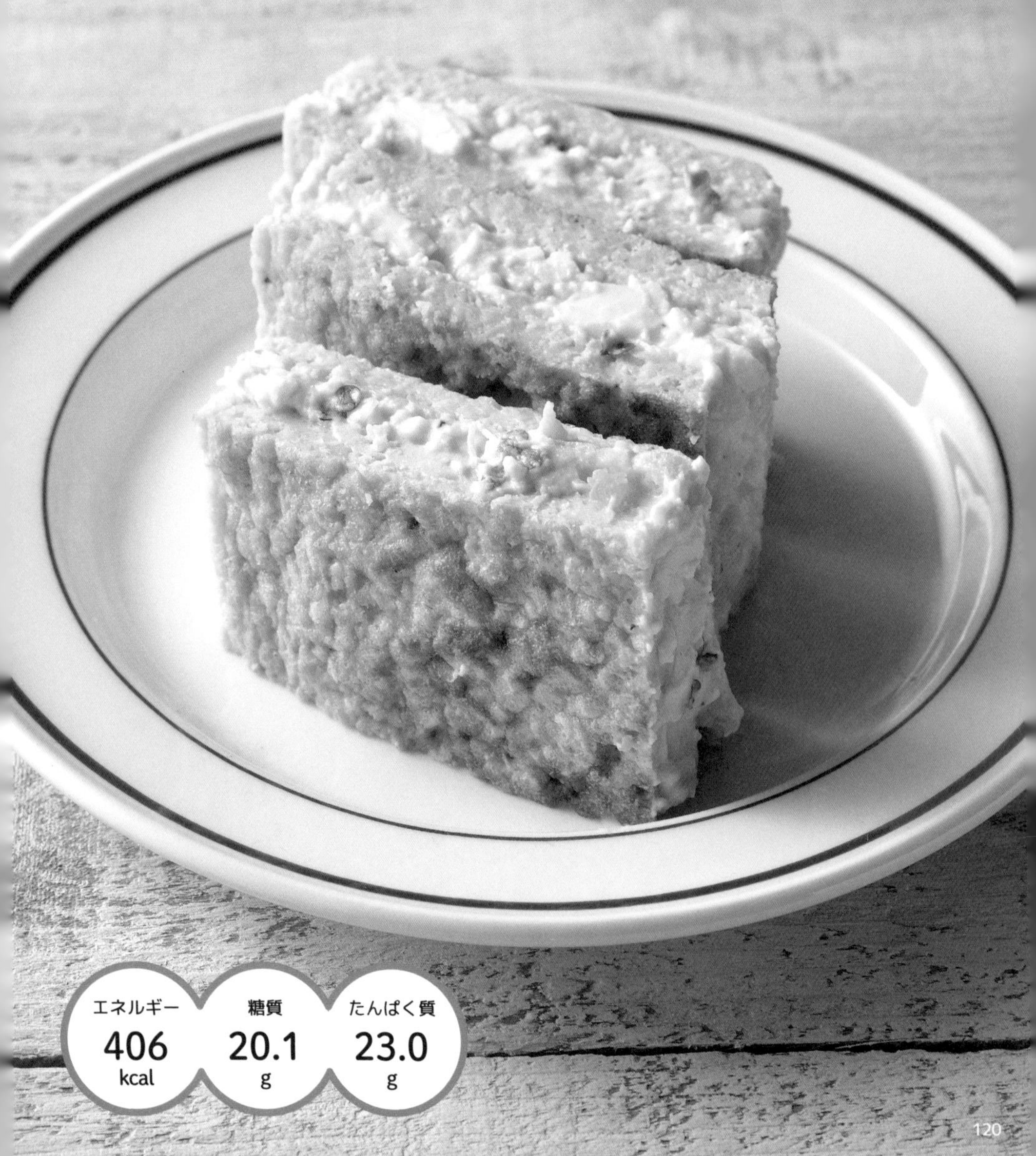

エネルギー 406 kcal

糖質 20.1 g

たんぱく質 23.0 g

ビタミンB
ブロッコリースプラウト

たんぱく質
無調整豆乳 卵 ギリシャヨーグルト

免疫力アップ
美肌

6分

材料（1人分）

A
- オートミール……30g
- 無調整豆乳……100ml
- 卵……1個
- コンソメ顆粒……小さじ1

B
- ゆで卵……1個
- ブロッコリースプラウト……1/4パック
- ギリシャヨーグルト……大さじ2
- オリーブオイル……大さじ1/2
- 塩・コショウ……少々

作り方

1. ボウルにAを入れて混ぜ合わせ、弱火で温めた卵焼き器に流し入れて両面を焼く。粗熱を取ったら半分に切る。
2. ポリ袋にBを入れ、フォークでゆで卵を潰しながら混ぜ合わせる。
3. **1**で**2**を挟んで、お好みの大きさに切り分ける。

これでやせ体質に！

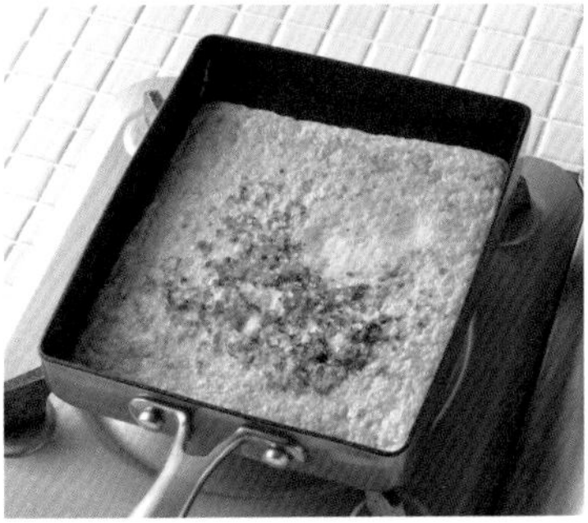

サンドイッチのパンもオートミールパンに置き換えれば、食物繊維とビタミンB群たっぷりのやせ食材に変わります。消化されにくいグルテンをほぼ含まないので、腸に負担がかからず、便秘解消にもつながります。

やせ食材アレンジメモ！

お好みの具材を挟んでアレンジを楽しみたいときは、チーズ、ツナ缶、きのこ、レタス、トマト、豆乳マヨネーズ（P.109）など、たんぱく質や食物繊維が摂れるものを意識しましょう。

まるでご飯で作ったような味と食感！

三色丼風おにぎらず

10分

筋力アップ
むくみ解消

材料（2人分）

A	オートミール	60g
A	水	60ml
B	鶏むねひき肉	50g
B	酒	大さじ1
B	しょうゆ	大さじ1
B	煮切りみりん[※1]	小さじ1
	溶き卵	1個分
	いんげん（二等分）	3本
	焼きのり	1枚

※1 煮切りみりんの作り方はP.47を参照

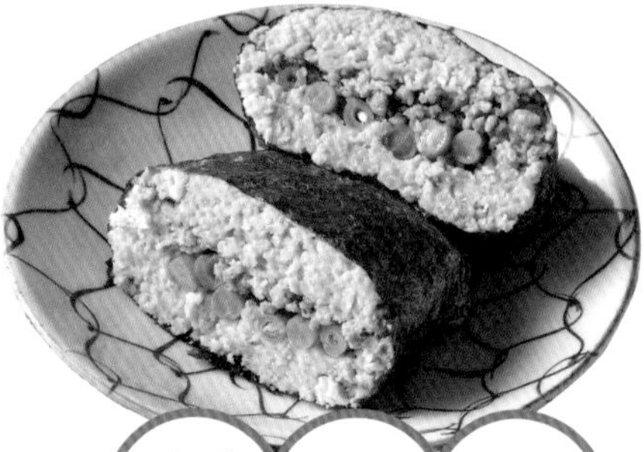

エネルギー	糖質	たんぱく質
215 kcal	19.4 g	11.6 g

作り方

1. 耐熱容器にAを入れてよく混ぜる。別の耐熱容器にさっと水にくぐらせたいんげんを入れる。2つの容器をまとめて、電子レンジで2分加熱する。
2. 米油（分量外・少々）をひいたフライパンに溶き卵を流し入れ、そぼろ状に炒り、皿などに取り出して粗熱をとる。同じフライパンにBを入れてよく混ぜ、調味料が全体に馴染んだら中火で水分が飛ぶまで炒める。
3. ラップの上に焼きのりを菱形に置き、Aの半量をのせる。いんげん、**2**を重ね、Aの残り半量をのせてのりをたたみ、ラップでしっかりと包み、半分に切る。

低カロリーなのにしっかりツナマヨ味！

ツナマヨ風の焼きおにぎり

8分

血液サラサラ
美肌

材料（2人分）

A	オートミール	60g
A	水	100ml
B	ツナ水煮缶（水切り）	50g
B	木綿豆腐	50g
B	コンソメ顆粒	小さじ1/4
B	塩・コショウ	少々
	ごま油	大さじ1

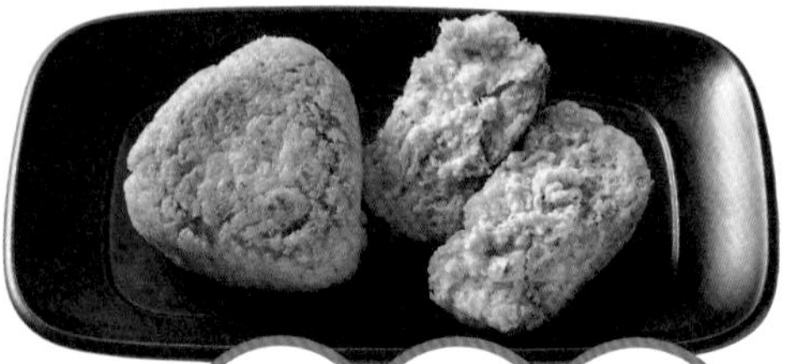

エネルギー	糖質	たんぱく質
203 kcal	17.5 g	8.6 g

作り方

1. 耐熱容器にAを入れてよく混ぜ、ラップをせずに電子レンジで2分加熱する。取り出したらフォークなどでほぐし、二等分にしてラップの上に平たく広げる。
2. ポリ袋にBを入れてよく混ぜ、**1**にそれぞれ適量をのせて包み、ぎゅっと握る。
3. ごま油をひいたフライパンを弱火で温め、**2**の両面をこんがり焼く。

column

どうしてもおやつ・夜食が食べたくなったら……

ダイエット中のおやつや夜食はできるだけ控えたいと思うものです。でも、どうしてもお腹が空いて我慢できないときや、残業で食事が夜遅くになるときもありますよね。そんなときに試してほしい、太らないコツを伝授します！

おやつ

太りにくい15時に食べる

人は起きてから約8時間後に、体内時計を司る遺伝子が作るたんぱく質「BMAL1」の分泌が減り、体に脂肪を溜め込む働きが弱まると言われています。つまり、「おやつの時間」の15時が一日のうちで一番食べても太りにくい時間なんです！

低糖質で栄養のあるものが◎

低糖質で栄養価の高い、さつまいもやゆで卵、ナッツ、チーズなどがおすすめです。小皿に盛り、温かい飲み物と一緒に食べましょう。小皿は分量を把握しやすく、温かい飲み物は満足感をアップさせてくれるので、食べすぎを回避できますよ。

夜食

必要な栄養素を補給

空腹で眠れないときは、たんぱく質やビタミンB群などを補いましょう。肉や魚などの消化に負担をかけるものはNG。脂質の少ない豆腐、納豆、卵がおすすめです。市販のドレッシングなどの濃い調味料などは加えずに、シンプルに食べましょう。

代謝がアップする食材を

食物繊維たっぷりの生野菜のサラダや、体や内臓を温める味噌汁やスープも◎。体を温めてくれるスープは、代謝もアップし、脂肪が燃焼しやすくなります。野菜やきのこ、海藻などのミネラルが補給できるものが入っているとバッチリです！

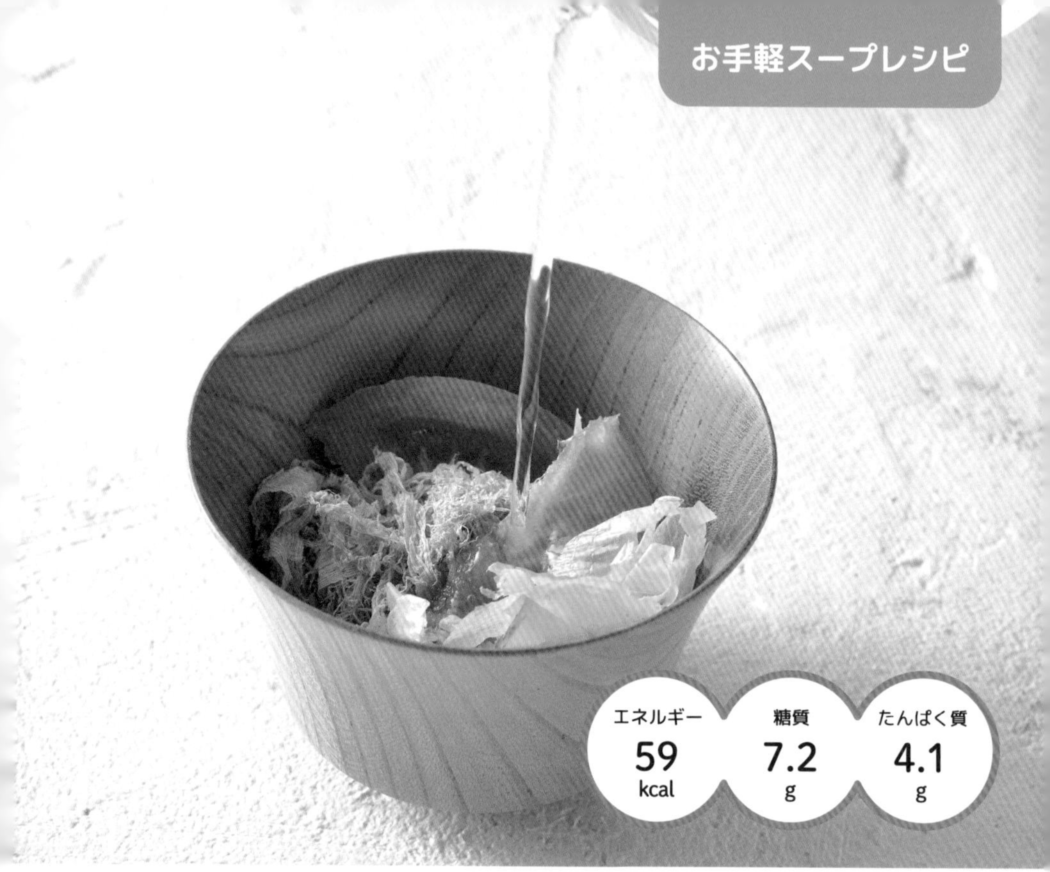

エネルギー	糖質	たんぱく質
59 kcal	7.2 g	4.1 g

ビタミンB	たんぱく質	
とろろ昆布 トマト	鰹節	むくみ解消　美肌

お湯を注ぐだけで旨味の相乗効果を発揮！

和風かんたんスープ

1分

材料（1人分）

A
- オートミール……大さじ1～2
- とろろ昆布……適量
- 鰹節……4g
- トマト（くし形切り）……1/4個

熱湯……180ml

作り方

1. お椀にAを入れ、熱湯を注ぎ入れる。
2. トマトを崩しながらいただく。

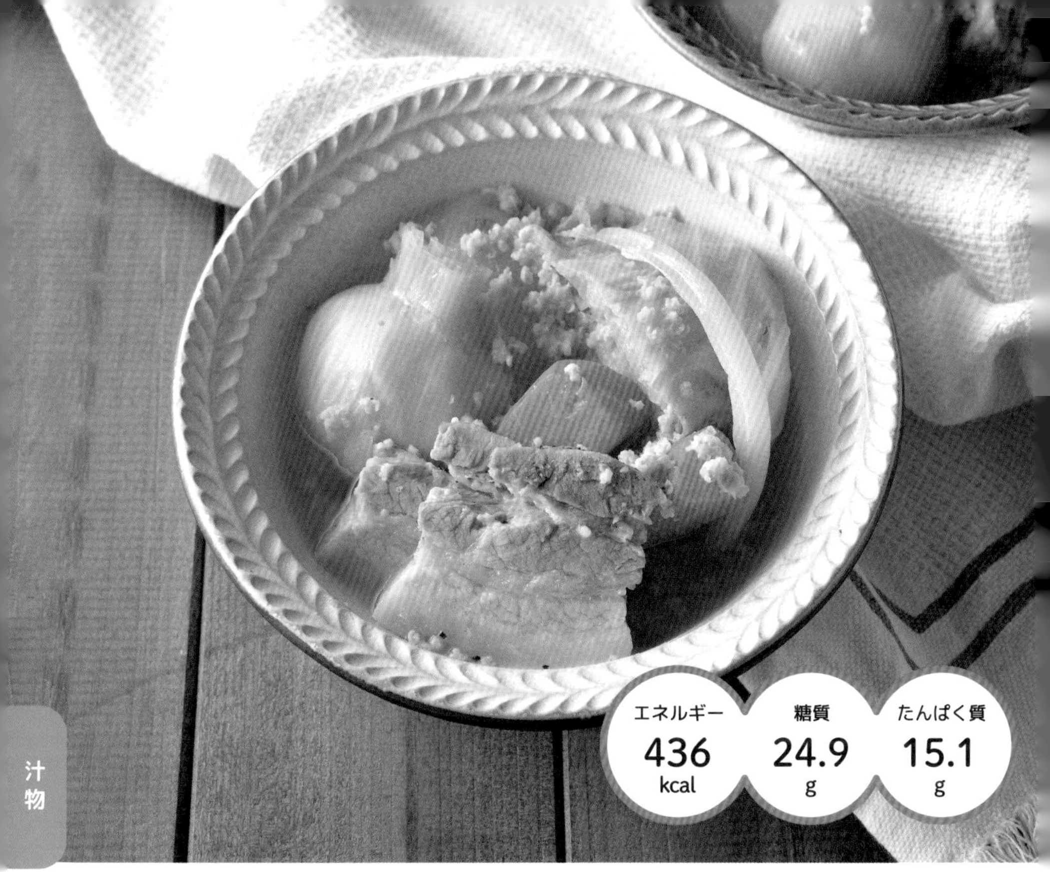
エネルギー
436
kcal
糖質
24.9
g
たんぱく質
15.1
g

ビタミンB	たんぱく質	
キャベツ	豚バラ肉	脂肪燃焼　デトックス

煮込みの時間をカットして時短に！

炊飯器ポトフ

4分

＊炊飯の時間は除く

材料（2人分）

オートミール ……………………… 60g

A
- 豚バラ肉ブロック …………… 150g
- キャベツ（くし形切り）…… 小1/4個
- かぶ ………………………………… 2個
- にんじん（縦4等分）……… 1/2本

B
- 水 ………………………………… 600ml
- コンソメ顆粒 ……………… 大さじ1

作り方

1. 豚肉に塩・コショウ（分量外・適量）をすりこんでおく。かぶは茎の部分を3cm程度残して皮をむき、縦半分に切る。
2. 炊飯器にAとBを入れて白米の炊飯モードで炊く。炊き上がったら具材を器に盛り、オートミールを加えて混ぜたスープを注ぐ。

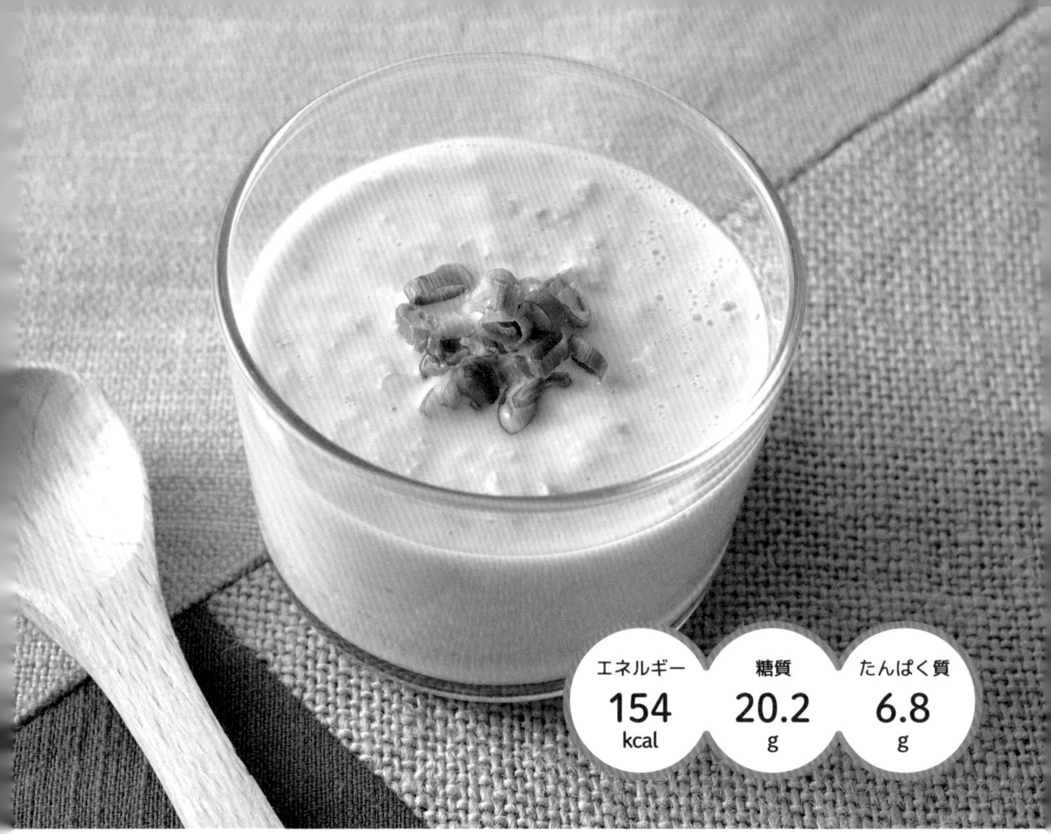

エネルギー	糖質	たんぱく質
154 kcal	20.2 g	6.8 g

ビタミンB	たんぱく質	
長芋	無調整豆乳	便秘解消　美肌

お腹と心をやさしく満たす滋養食！

長芋と豆乳の冷製スープ

8分

材料（1人分）

A
- オートミール ……… 大さじ1~2
- 無調整豆乳 ……… 100ml
- 味噌 ……… 小さじ1

長芋 ……… 100g

青ねぎ（小口切り） ……… 少々

作り方

1. Aをよく混ぜ合わせて5分ほど置き、オートミールをふやかしておく。
2. 長芋の皮をむいてすりおろし、1と混ぜ合わせる。
3. カップに注ぎ、青ねぎを加える。

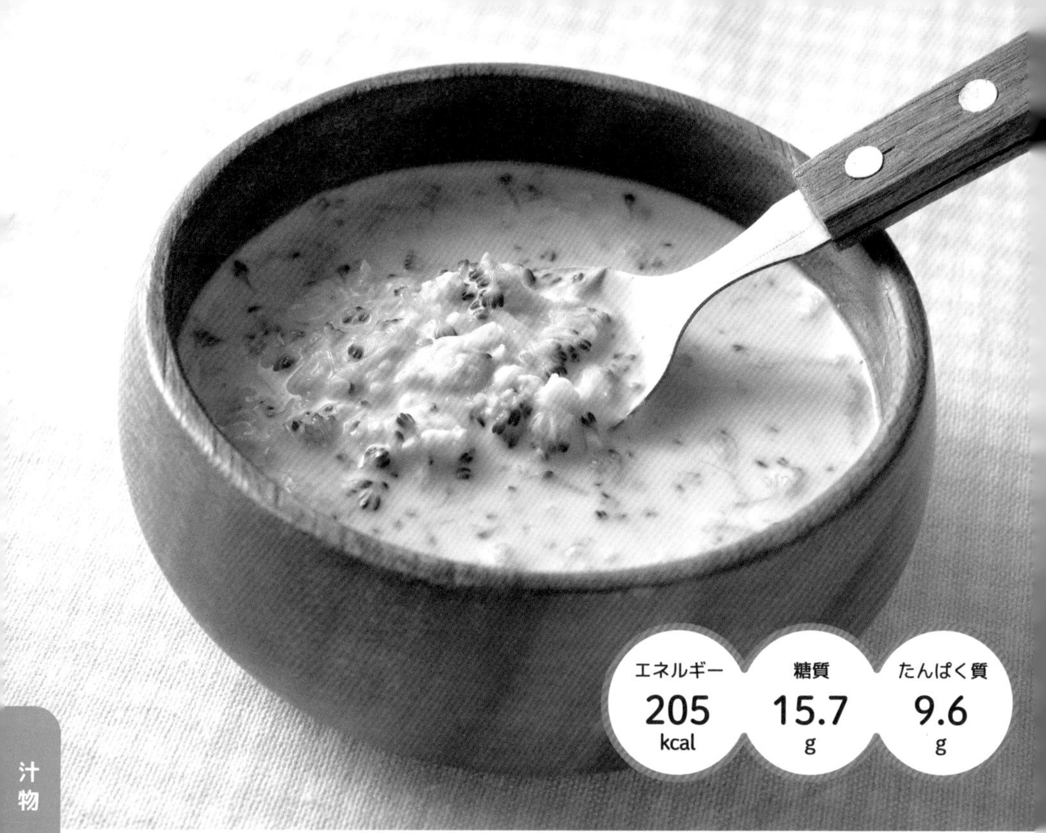

エネルギー 205 kcal　糖質 15.7 g　たんぱく質 9.6 g

汁物

ビタミンB
ブロッコリー

たんぱく質
牛乳
クリームチーズ

代謝アップ　抗酸化

冷凍食材を使えば包丁いらずで完成！

ブロッコリーのチーズスープ

6分

材料（1人分）

オートミール……………大さじ1～2
A
牛乳……………………200ml
ブロッコリー（冷凍）…………40g
クリームチーズ………………10g
コンソメ顆粒……………ひとつまみ
塩・コショウ………………………少々

作り方

1. 耐熱容器にAを入れてラップをかけ、電子レンジで2分加熱する。
2. ブロッコリーがやわらかくなったらフォークなどで細かく潰す。
3. オートミールを加えて塩・コショウで味をととのえ、カップに注ぐ。

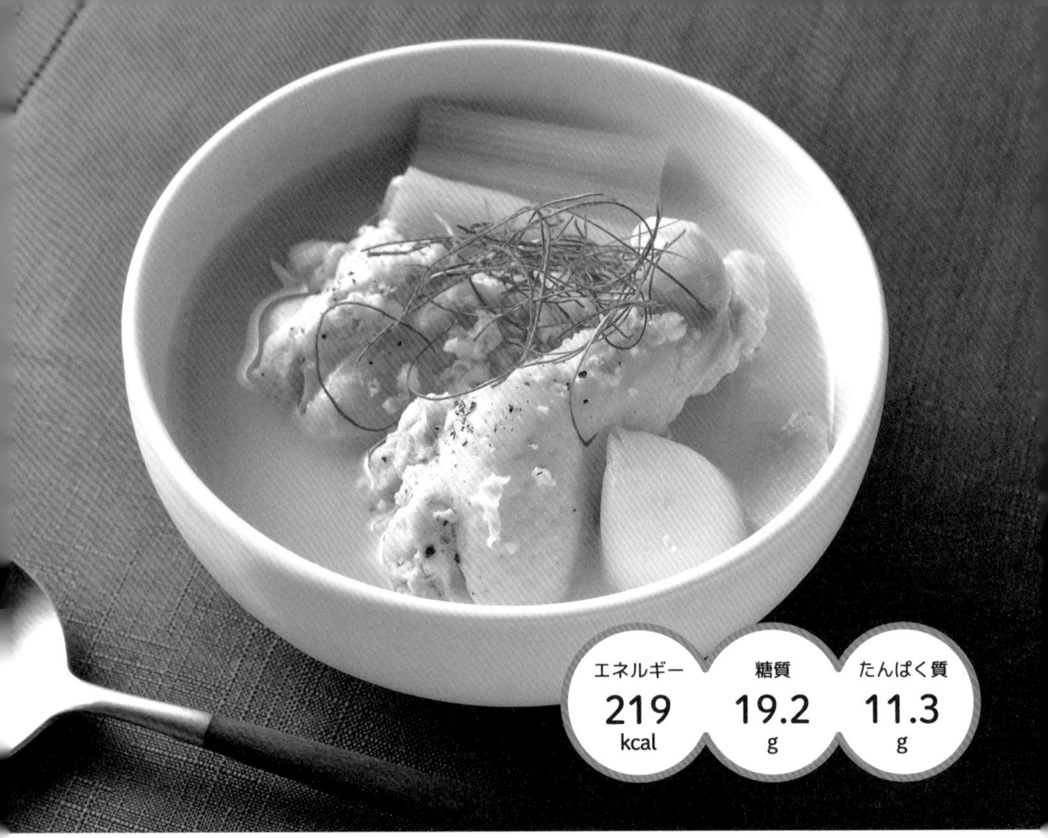
エネルギー
219
kcal
糖質
19.2
g
たんぱく質
11.3
g

ビタミンB
長ねぎ
にんにく

たんぱく質
鶏手羽元

筋力アップ　疲労回復

食べごたえ抜群！煮る手間いらず

レンジでサムゲタン風

12分

材料（2人分）

オートミール……60g
鶏手羽元……4本
A
- 水……600ml
- 長ねぎ（4cm幅）……1本
- 生姜（薄切り）……1枚
- にんにく……1片
- 鶏がらスープの素……大さじ1
- 塩・コショウ……少々

＊糸唐辛子はお好みで

作り方

1. 鶏手羽元に塩・コショウ（分量外・少々）をもみ込んでおく。
2. 耐熱容器に**1**とAを入れてラップをかけ、電子レンジで5分加熱する。取り出してさっと混ぜ、再び5分加熱する。
3. 器に具材を取り分け、オートミールを加えて混ぜたスープを注ぐ。

具沢山で栄養満点！

豚汁

15分

脂肪燃焼　美肌

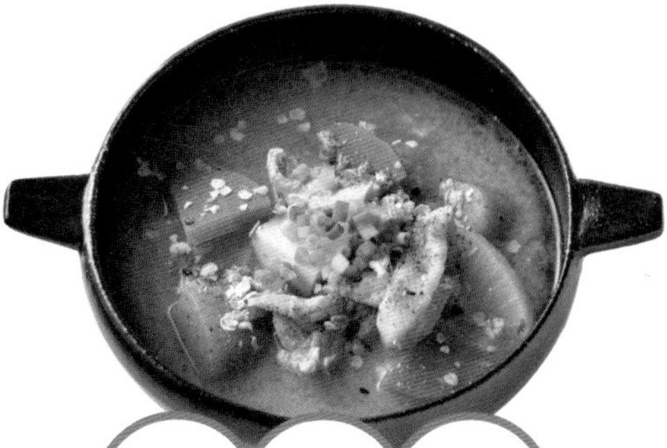

エネルギー	糖質	たんぱく質
282 kcal	10.2 g	15.0 g

材料（1人分）

オートミール……………大さじ1~2

A
- 豚こま肉……………50g
- 大根（いちょう切り）……………30g
- にんじん（いちょう切り）……20g
- こんにゃく（1cm角切り）……20g

ごま油……………小さじ2

B
- 水……………250ml
- 顆粒だしの素……………小さじ1/2
- 木綿豆腐（角切り）……………30g

味噌……………大さじ1

＊青ねぎはお好みで

作り方

1. 小鍋にごま油を熱してAを炒め、肉に火が通ったらBを加え、蓋をして5分煮る。
2. 野菜がやわらかくなったら火を止めて味噌を溶き入れ、オートミールを加えて混ぜ、器に盛る。

ハサミを使えば包丁なしでOK

中華風かきたま汁

8分

免疫力アップ　むくみ解消

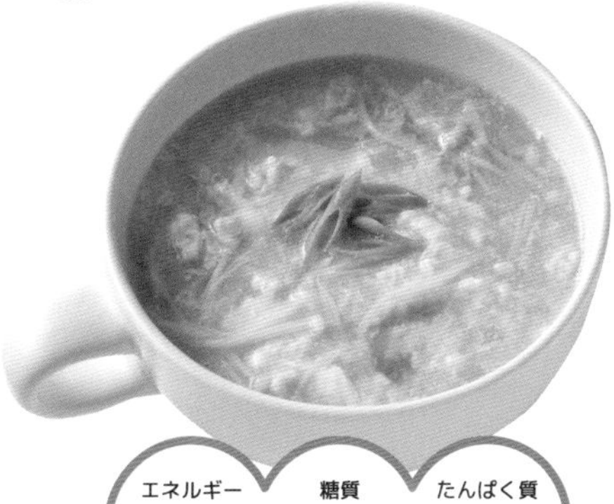

エネルギー	糖質	たんぱく質
143 kcal	6.2 g	7.5 g

材料（1人分）

A
- オートミール……………大さじ1〜2
- えのきたけ（二等分）……………1/6袋
- 水……………200ml
- 鶏がらスープの素……………小さじ1

B
- 卵……………1個
- 塩……………ひとつまみ

ごま油……………少々

水溶き片栗粉……………適量

作り方

1. 小鍋にAを入れて中火にかけ、ひと煮立ちしたら火を止めて水溶き片栗粉を回し入れ、とろみをつける。
2. 軽く混ぜ合わせたBを少しずつ回し入れて蓋をして蒸らし、卵が固まったらカップに注いで、ごま油をかける。

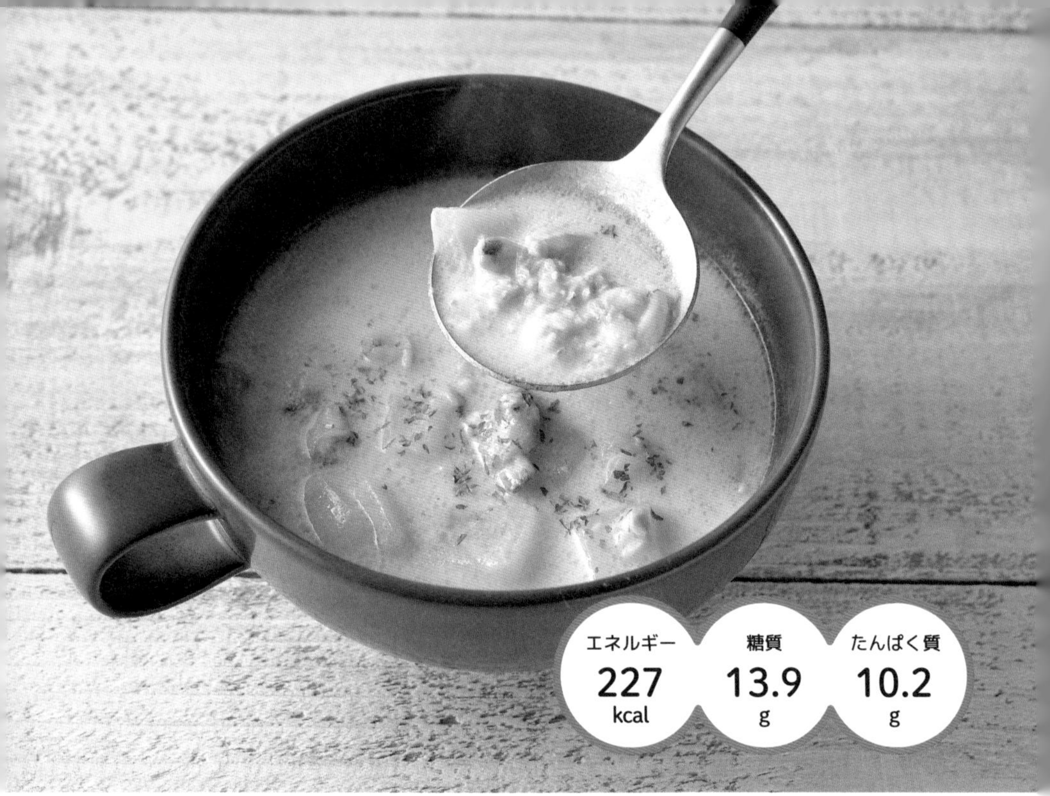
エネルギー
227
kcal
糖質
13.9
g
たんぱく質
10.2
g

ビタミンB	たんぱく質	
玉ねぎ	あさり 無調整豆乳	疲労回復　美肌

あさり缶を汁ごと入れて旨味 UP ！

クラムチャウダー

15分

材料（1 人分）

A
- じゃがいも（1cm 角切り）……………………………30g
- 玉ねぎ（1cm角切り）·30g

オリーブオイル ………小さじ 2

B
- 塩・コショウ …………少々
- あさり水煮缶（水切り）……………………………30g
- 水 ……………………………適量（缶汁と合わせて 120ml にする）
- コンソメ顆粒 ……小さじ 1

C
- 無調整豆乳 …………100ml
- オートミール ……………… 大さじ 1 ～ 2

＊ドライパセリはお好みで

作り方

1. 小鍋にオリーブオイルを熱し、A を入れて炒める。玉ねぎが透き通ったら B を加え、蓋をして 5 分煮る。
2. 野菜に火が通ったら C を加え、カップに注ぐ。

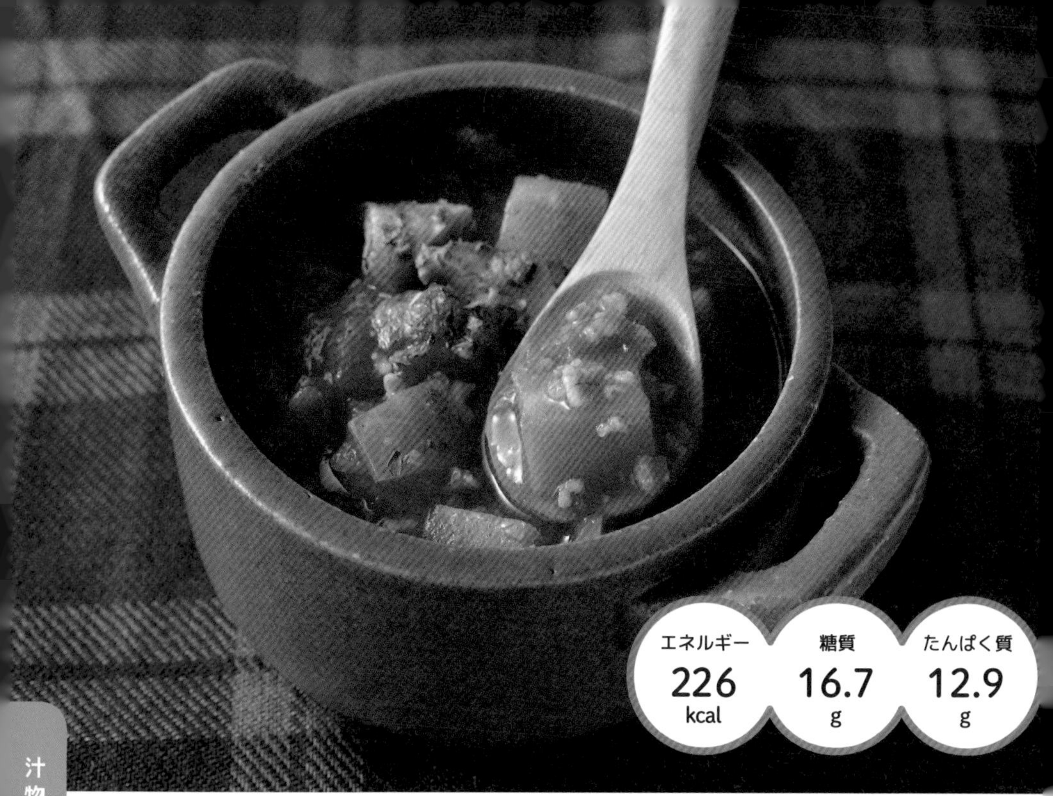

エネルギー 226 kcal
糖質 16.7 g
たんぱく質 12.9 g

汁物

ビタミンB トマト

たんぱく質 ささみ

筋力アップ　美肌

ささみからたんぱく質をしっかり補給！

ミネストローネ

15分

材料（1人分）

オートミール …大さじ1～2

A
- 玉ねぎ……………………10g
- にんじん、じゃがいも（1cm角切り）……………………各30g
- ささみ（1cm角切り）‥1本

オリーブオイル ………小さじ2

塩・コショウ …………………少々

B
- 水……………………………120ml
- コンソメ顆粒 ……小さじ1

カットトマト缶 ……………100g

煮切りみりん[※1] ………大さじ1

※1 煮切りみりんの作り方はP.47を参照

＊パセリはお好みで

作り方

1. 小鍋にオリーブオイルを熱し、Aを入れ、塩・コショウを振って炒める。肉に火が通ったらBを加え、蓋をして5分煮る。
2. カットトマト缶と煮切りみりんを加え、蓋を開けたままで5分煮る。
3. オートミールを加えて混ぜ、器に盛る。

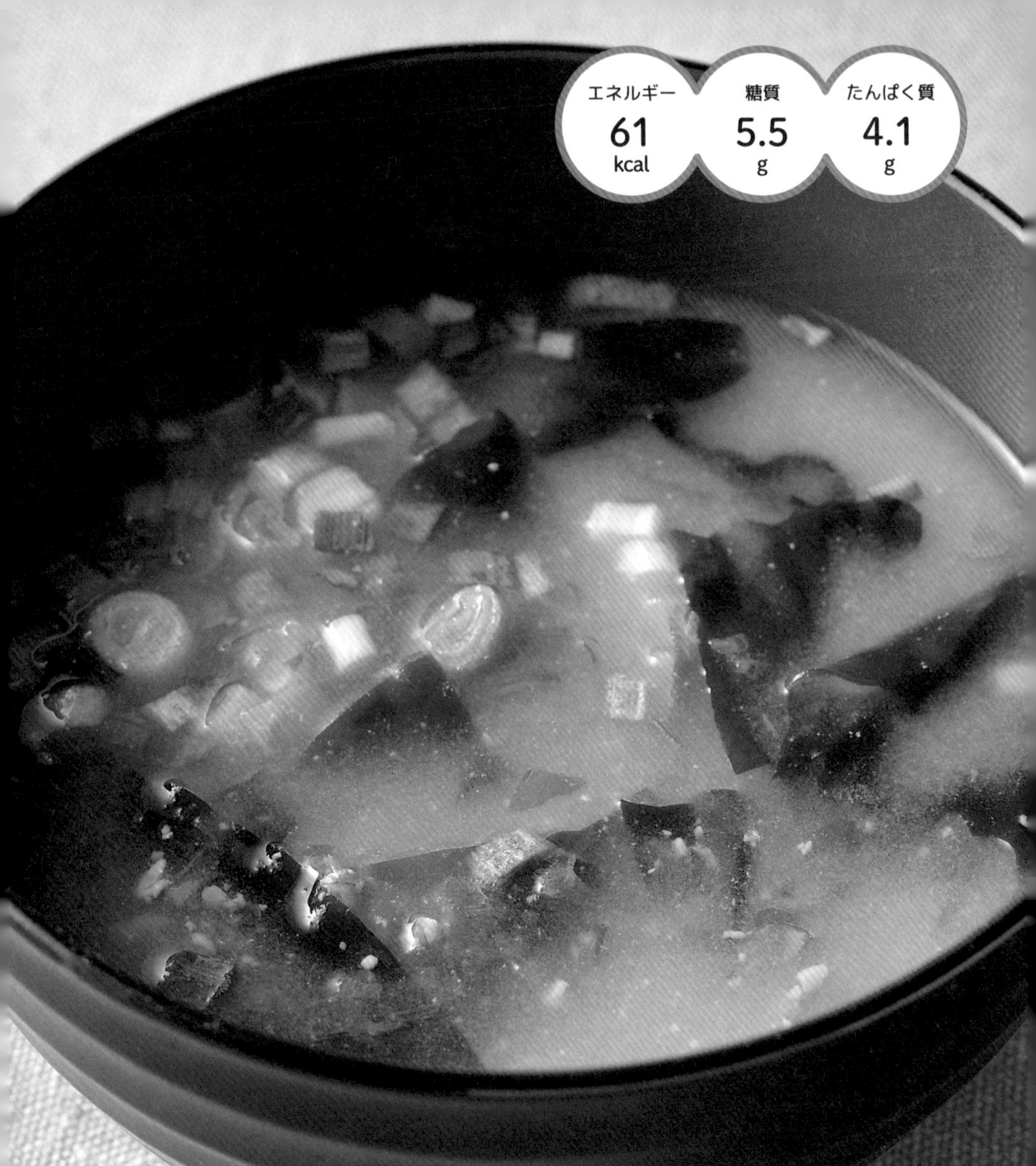

エネルギー	糖質	たんぱく質
61 kcal	5.5 g	4.1 g

ビタミン、ミネラル、発酵食品で栄養バランスを整える！

お湯を注ぐだけ味噌汁

忙しい朝や、遅く帰ってきた夜には、お湯を注ぐだけで完成する味噌汁が大活躍！　発酵食品とオートミールを組み合わせる習慣をつけて、美腸を目指しましょう。味噌玉を活用すれば、お弁当にも重宝します。

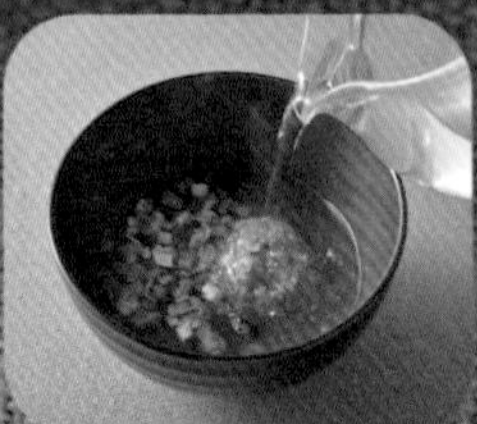

ビタミンB
わかめ

たんぱく質
鰹節

美肌　むくみ解消

3分

材料（1人分）

A	オートミール	大さじ1
A	味噌	大さじ1
A	鰹節	2g
熱湯		180ml
乾燥わかめ		少々
乾燥ねぎ		少々

作り方

1. ラップでAを包んで味噌玉を作っておく。
2. お椀に**1**、乾燥わかめ、乾燥ねぎを入れ、熱湯を注ぐ。
3. 味噌を溶かしながらよく混ぜる。

汁物

これでやせ体質に！

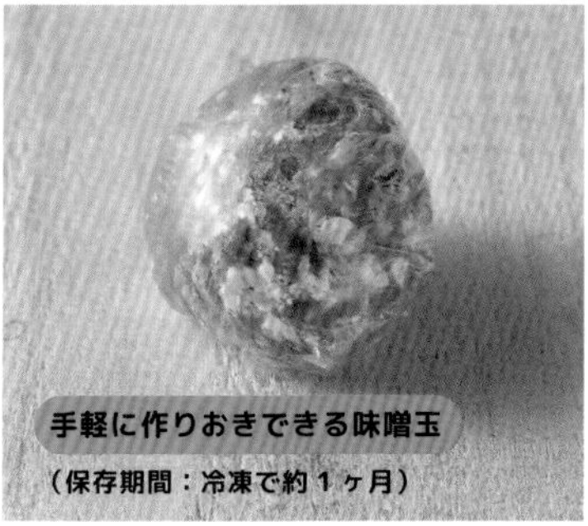
手軽に作りおきできる味噌玉
（保存期間：冷凍で約1ヶ月）

オートミール、味噌、鰹節をまとめて1食ずつラップに包んだ味噌玉（乾物を一緒に入れてもOK！）。乾燥野菜、わかめなどの海藻、桜えび（素干し）など、ビタミンB群やたんぱく質を含む食材を具材にしましょう。保存がきくので、まとめて作っておくと便利です。

ワンポイント！

味噌を選ぶときは、減塩だけでなく、原材料に甘味料や添加物が多く含まれていないかチェックしましょう。大豆・麹・塩だけで作られたシンプルな味噌を使い、体に不必要なものはなるべく避けましょう。

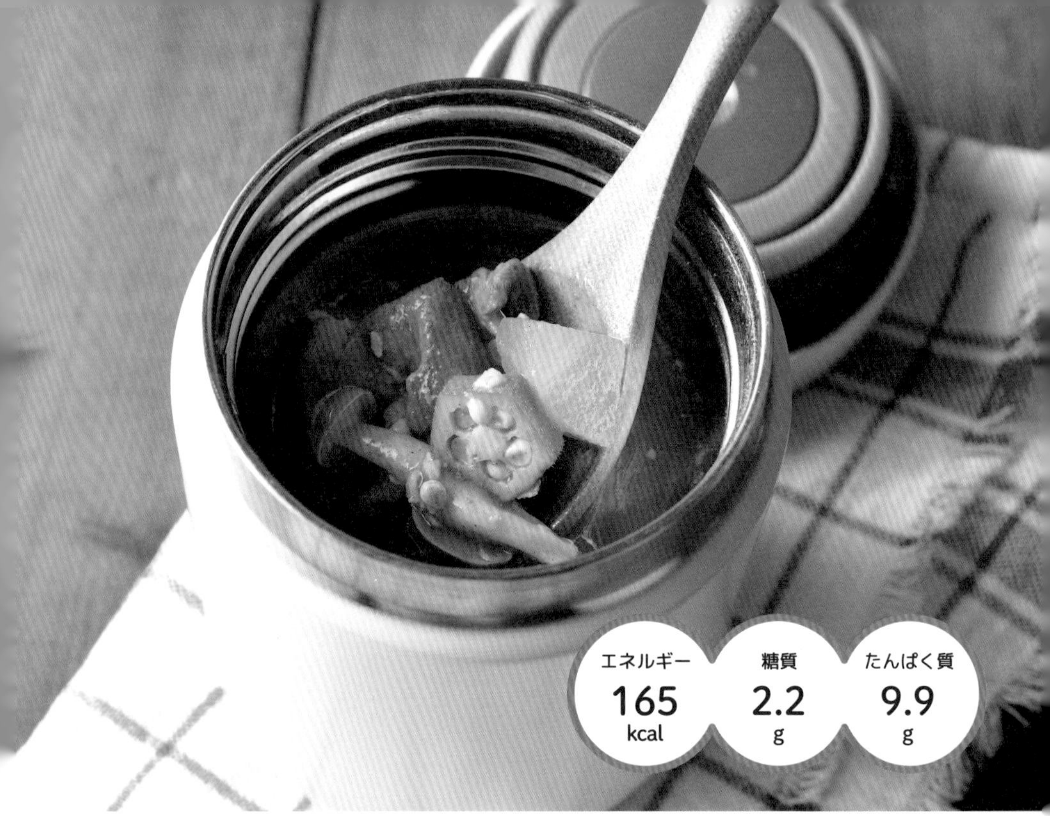
エネルギー
165
kcal
糖質
2.2
g
たんぱく質
9.9
g

ビタミンB
大根
しめじ

たんぱく質
豚こま肉

脂肪燃焼　デトックス

保温ジャーに入れて手軽に持ち運べる

和風スープカレー

7分

材料（１人分）

オートミール ··大さじ１～２

A
- 豚こま肉 ······50g
- 大根（いちょう切り）···30g
- しめじ（ほぐす）······30g
- おろし生姜 ······少々

オクラ（小口切り）······１本

B
- 水 ······250g
- 煮切りみりん※1 ·大さじ２
- 味噌 ······小さじ１
- 顆粒だしの素 ·····小さじ１

カレー粉 ······小さじ２
オリーブオイル ······小さじ２

※1 煮切りみりんの作り方はP.47を参照

作り方

1. 小鍋にオリーブオイルを熱しAを炒め、豚肉に火が通ったらカレー粉をまぶす。
2. 1にBを加えて大根がやわらかくなるまで煮る。
3. オクラとオートミールを加える。

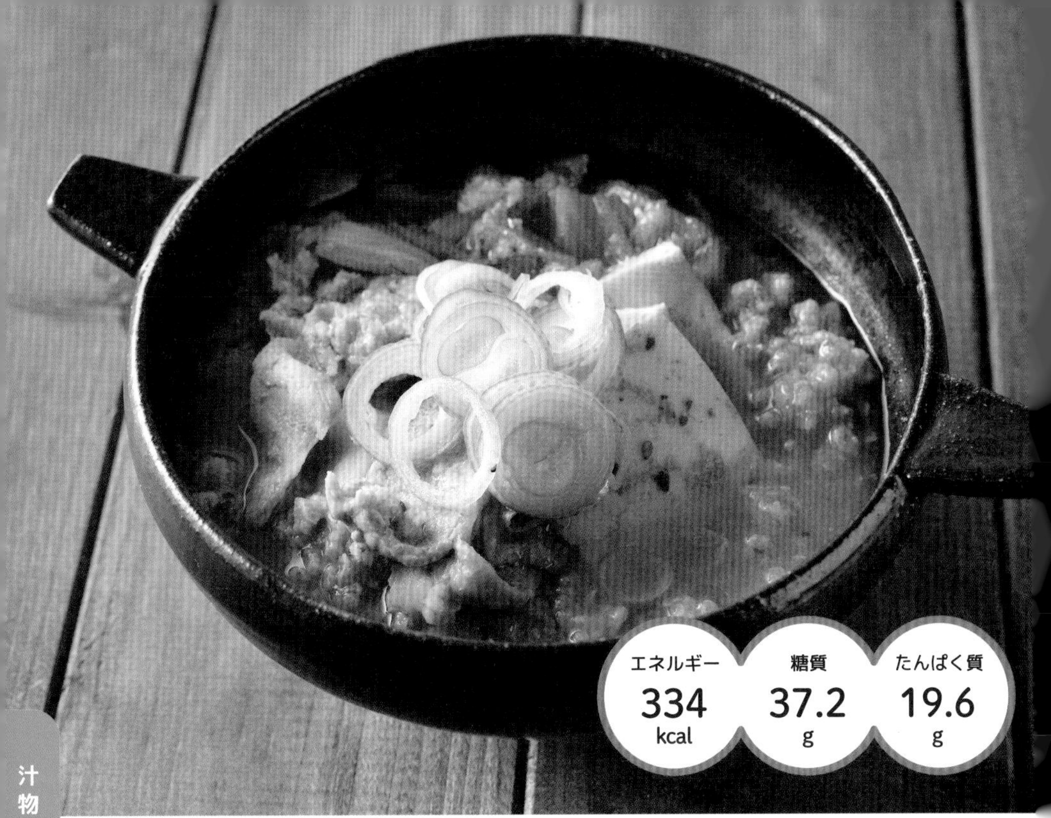
エネルギー
334
kcal
糖質
37.2
g
たんぱく質
19.6
g

ビタミンB
白菜キムチ

たんぱく質
豚もも肉
木綿豆腐

脂肪燃焼　デトックス

キムチの発酵力で腸活＆美肌に！

チゲクッパ

8分

材料（1人分）

A
- オートミール …………30g
- 水 …………200ml
- 煮切りみりん※1…… 大さじ2
- 味噌 …………大さじ1
- 鶏がらスープの素 …………小さじ1
- 塩・コショウ …………少々

B
- 豚ももしゃぶしゃぶ肉 …………50g
- 白菜キムチ …………50g
- 木綿豆腐（一口大） …………50g

※1 煮切りみりんの作り方はP.47を参照

＊長ねぎはお好みで

作り方

1. 耐熱容器にAを入れてよく混ぜたらBを加えて混ぜ、ラップをかけて電子レンジで2分加熱する。
2. 取り出したらよく混ぜてラップをかけ、再び1分加熱したら器に盛る。

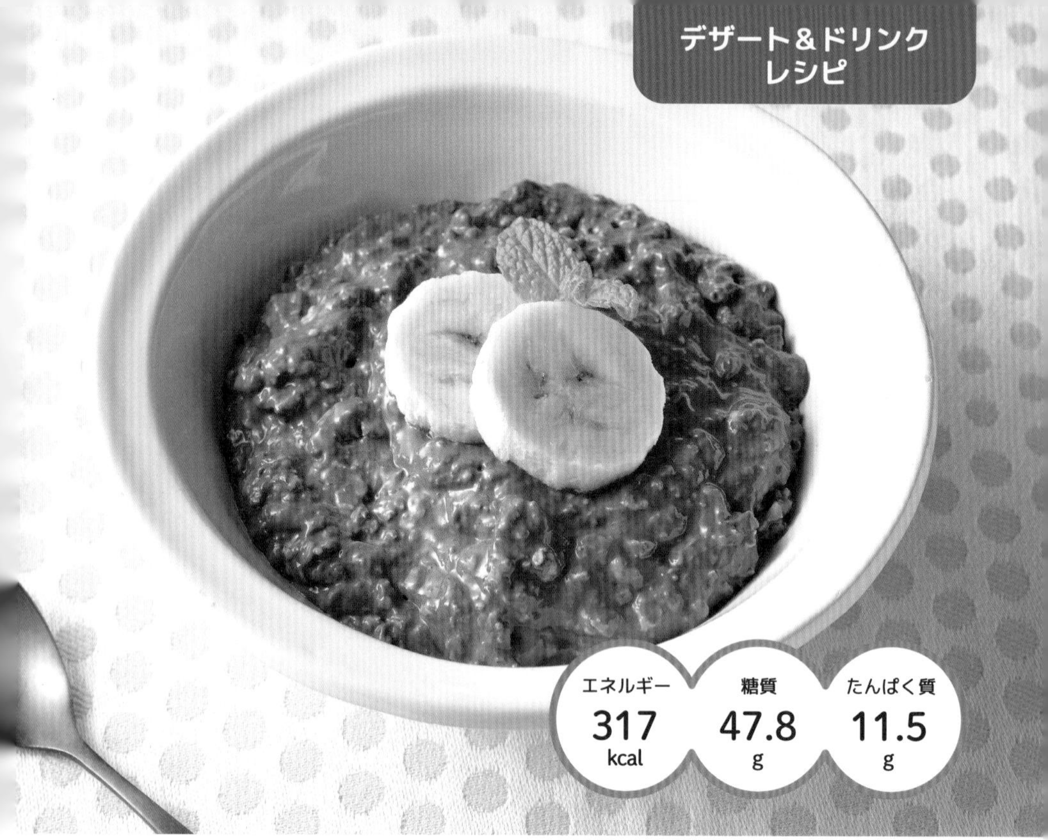

エネルギー	糖質	たんぱく質
317 kcal	47.8 g	11.5 g

ビタミンB	たんぱく質
バナナ	ギリシャヨーグルト

便秘解消　美肌

混ぜて一晩寝かせるだけ！

チョコバナナ風オーバーナイトオーツ

4分
＊寝かせる時間は除く

材料（1人分）

A	ココアパウダー	大さじ1
A	熱湯	大さじ1
B	ギリシャヨーグルト	60g
B	オートミール	30g
B	はちみつ	大さじ2
	バナナ	1/2本

＊バナナ、ミントはお好みで

作り方

1. 保存容器などにAを入れて混ぜ、ココアパウダーが溶けたらバナナを加えて、フォークなどで粗く潰す。
2. Bを加えてよく混ぜ、ラップをかけて冷蔵庫に入れ、一晩（6時間〜）寝かせる。

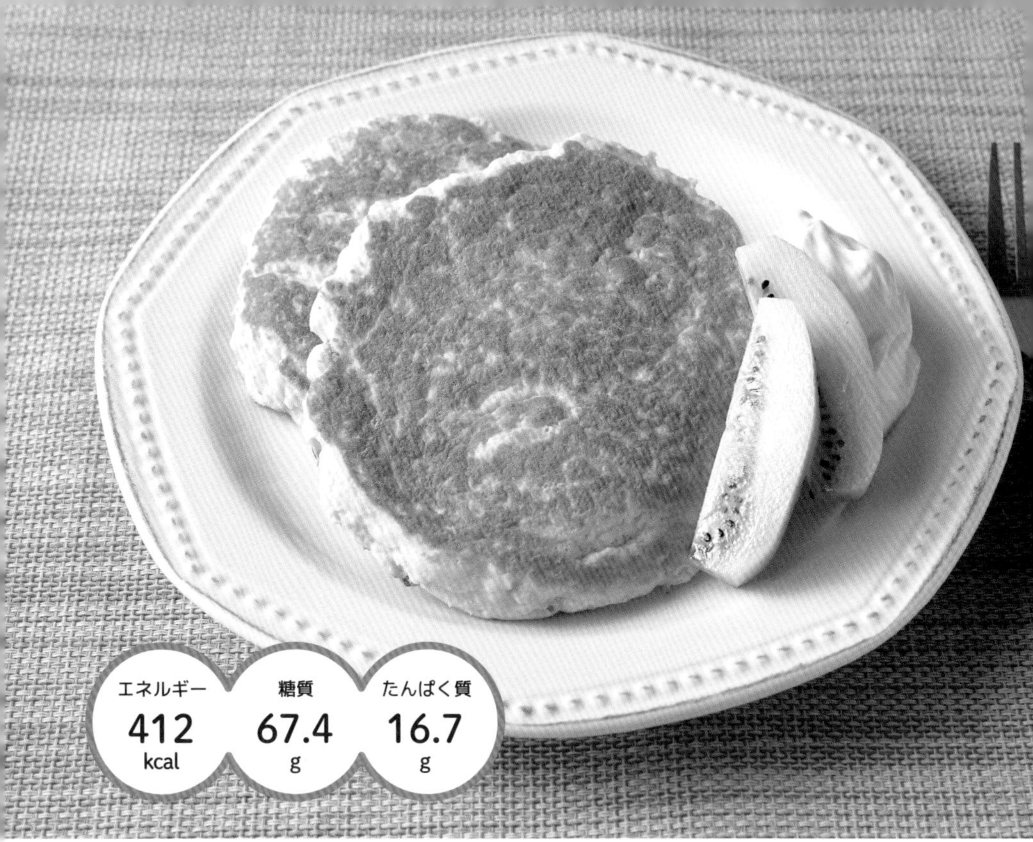

エネルギー 412 kcal　糖質 67.4 g　たんぱく質 16.7 g

たんぱく質
ギリシャヨーグルト
卵

免疫力アップ　美肌

王道スイーツも罪悪感なし！

パンケーキ

12分

材料（1人分）

A	ギリシャヨーグルト	30g
	エリスリトール	30g
	卵	1個
B	オートミール	60g
	ベーキングパウダー	小さじ1
	米油	小さじ2

＊ギリシャヨーグルト（添える用）、フルーツはお好みで

作り方

1. ボウルに A を入れてよく混ぜる。
2. B を加えて混ぜ合わせ、オートミールが水分を吸うまで5～10分ほど置いておく。
3. 薄く米油を引いたフライパンに **2** の半量を流し入れて弱火で焼く。焼き目がついたら裏返し、蓋をして2分蒸し焼きにする。残りの半分も同じように焼く。

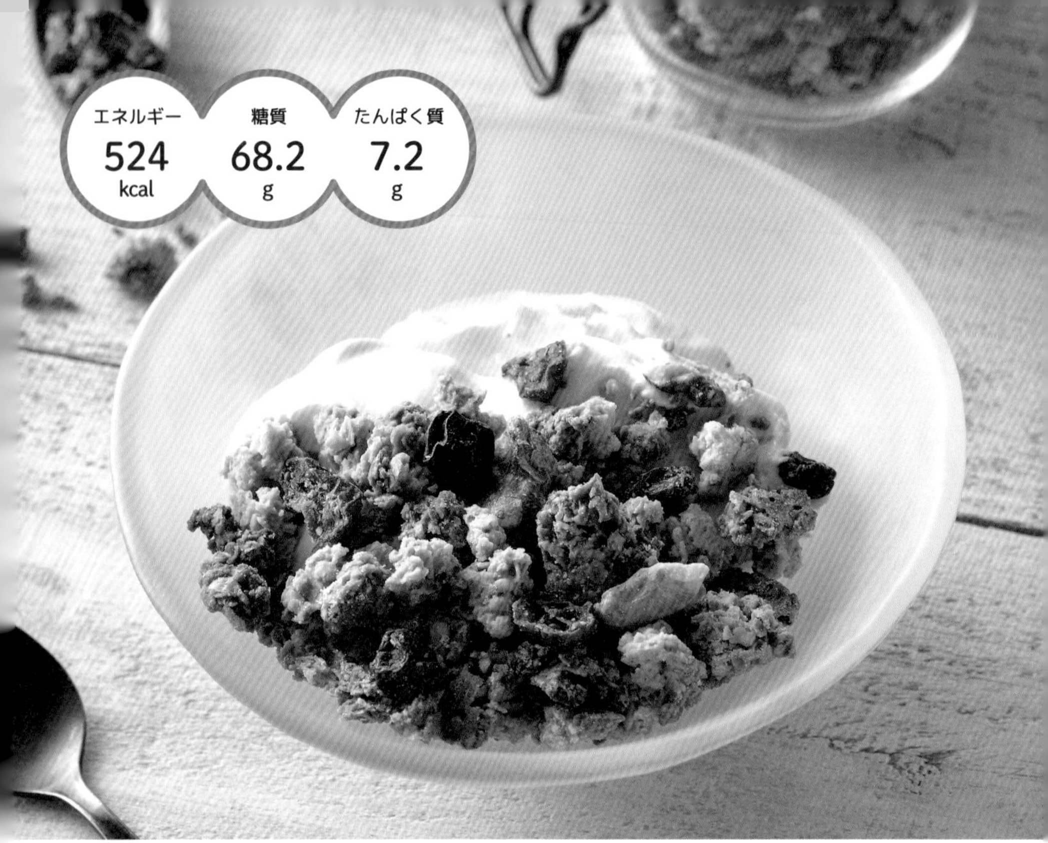

エネルギー 524 kcal　糖質 68.2 g　たんぱく質 7.2 g

ビタミンB
ミックスナッツ

たんぱく質
ギリシャヨーグルト

抗酸化　美肌

作りおきOK！ 忙しい朝にもおすすめ！

グラノーラ

25分

材料（作りやすい分量）

A
- オートミール……30g
- ミックスナッツ（粗く刻む）…15g
- はちみつ……大さじ2
- 米油……大さじ1
- 米粉……大さじ1
- 塩……ひとつまみ

ドライフルーツ（砂糖不使用）……15g

＊ギリシャヨーグルト、フルーツはお好みで

作り方

1. ポリ袋にAを入れてよく混ぜ、アルミホイルをしいたトースターに並べ、600Wで20～30分焼く（オーブンの場合は160℃で30分）。
2. 焼き上がったら粗熱を取り、塊をほぐしてドライフルーツを加えて和える。

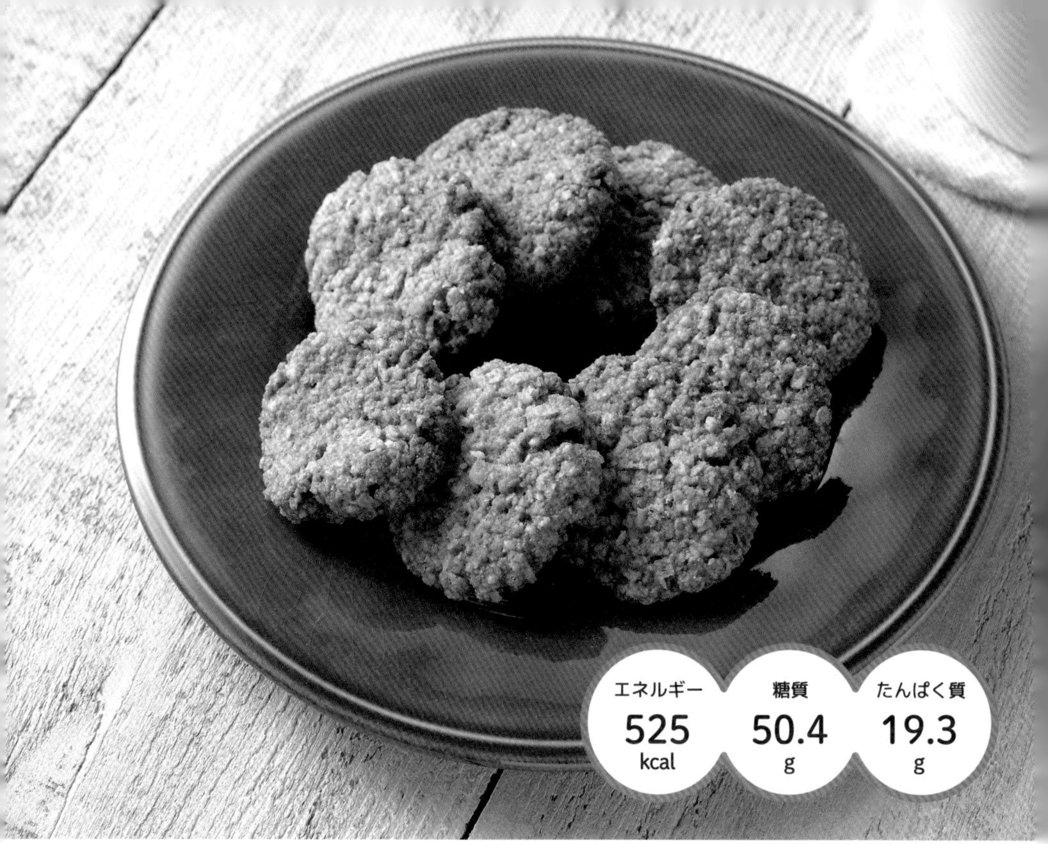
エネルギー
525
kcal
糖質
50.4
g
たんぱく質
19.3
g

たんぱく質
きな粉
卵

免疫力アップ　美肌

ポリ袋で生地を作れる！

オートミールときな粉のクッキー

25分
＊冷やす時間を除く

材料（直径5㎝、12枚分）

A	オートミール	50g
	エリスリトール	20g
	きな粉	20g
	塩	少々
溶き卵		1個分
無塩バター（室温に戻す）		25g

作り方

1. ポリ袋に無塩バターを入れて練り、やわらかくなったらAを加えて混ぜる。溶き卵を少しずつ加えて混ぜたら冷蔵庫に入れて30分ほど冷やす。
2. 1を12等分して丸めたら平たく潰し、アルミホイルをしいたトースターに並べ、600Wで20～30分焼く（オーブンの場合は160℃で30分）。

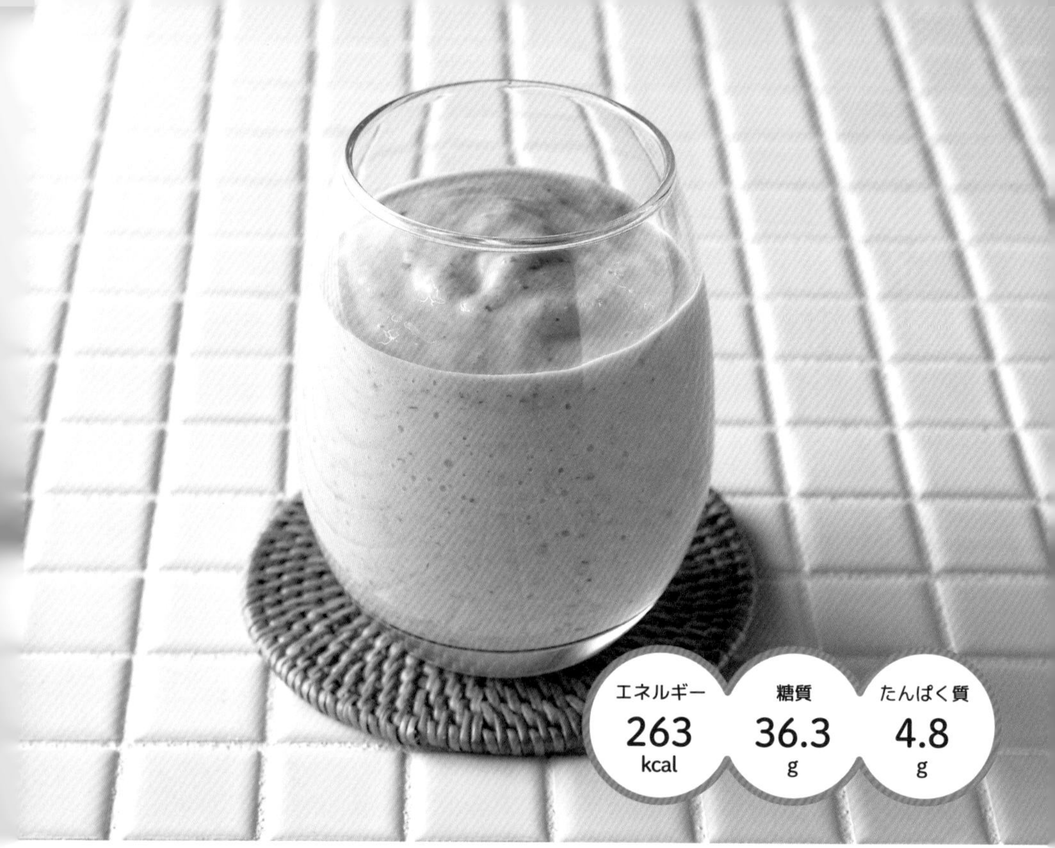

エネルギー	糖質	たんぱく質
263 kcal	36.3 g	4.8 g

ビタミンB
小松菜
アボカド バナナ

たんぱく質
無調整豆乳

便秘解消　美肌

朝食にもおやつにもぴったり！

ビタミンたっぷりのスムージー

8分
＊寝かせる時間は除く

材料（2 人分）

A
- オートミール ……………… 30g
- 無調整豆乳 ……………… 100ml

B
- 小松菜（ざく切り）……………… 1 株
- アボカド（皮をむき種をとる）……………… 1/2 個
- バナナ ……………… 1 本
- はちみつ ……………… 大さじ 2

作り方

1. A を合わせて 5 分ほどおき、オートミールをしっかりふやかす。
2. B を加えてハンドブレンダー（ミキサー）でかくはんする。
3. グラスに注ぐ。

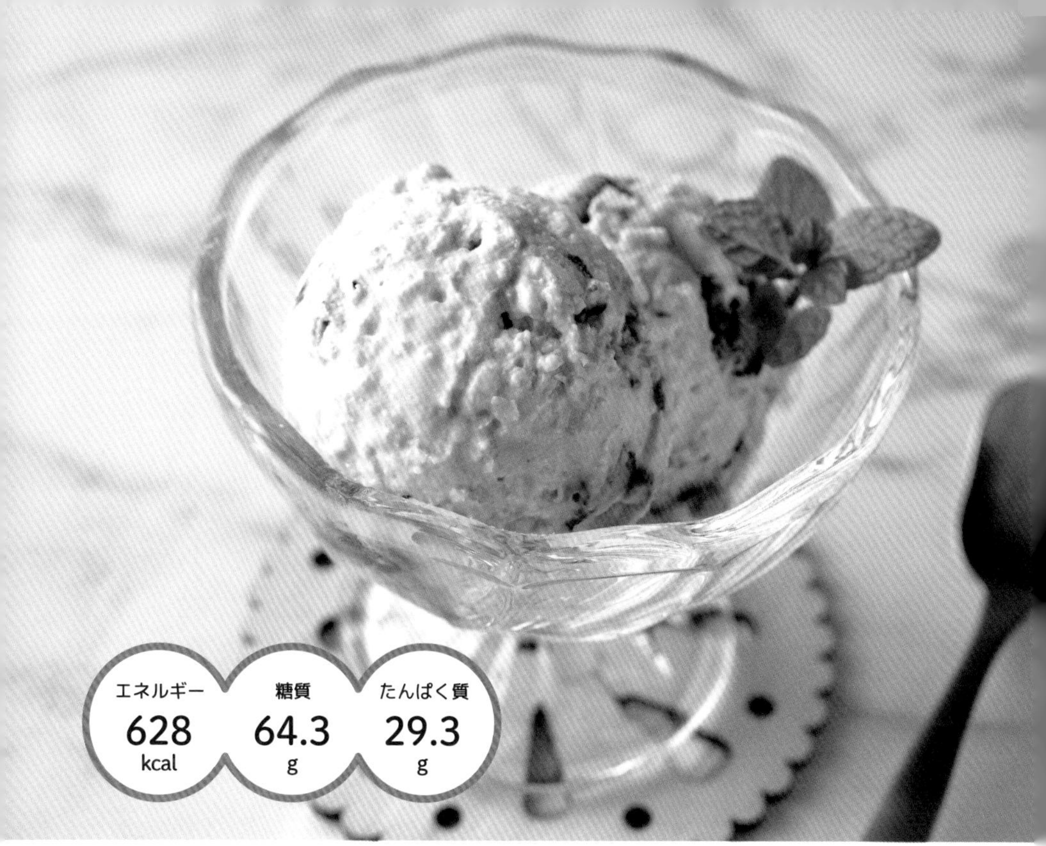
エネルギー
628
kcal
糖質
64.3
g
たんぱく質
29.3
g

たんぱく質
ギリシャヨーグルト
クリームチーズ

代謝アップ　美肌

袋に入れてもむだけ！

ブルーベリーアイス

3分
＊凍らせる時間は除く

材料（作りやすい分量）

A
- オートミール……30g
- ギリシャヨーグルト……200g
- 冷凍ブルーベリー……50g
- クリームチーズ……50g
- はちみつ……大さじ2

＊ミントはお好みで

作り方

1. ジッパー付きの袋にAを入れてよくもみ、冷凍庫で一晩（6時間～）凍らせる。
2. 器に盛りつける。

おわりに

最後までお読みいただき、ありがとうございます。

「瞬食」とオートミールを組み合わせたダイエットプラン、いかがでしたか？　これなら私にもできる！　と思っていただけたなら、とても嬉しいです。

私自身オートミールを食生活に取り入れるようになって、その効果をすごく実感しています。

冒頭でもご紹介しましたが、夫もオートミールダイエットにチャレンジして見事に成功しました。はじめは食べ慣れていないから、食べてくれるかな？　と心配していましたが、和・洋・中といろいろな料理に合うので飽きずに楽しめたようです。

私たちは食事から十分な栄養を摂ることで、心と体が安定し、本来の状態に戻ることができます。栄養バランスの良い食事は健康的に脂肪を燃やすことができ、代謝アップも若返りも叶えられます。つまり、食べながらキレイにやせていくのです。

健康でないと叶えられないことが世の中にはたくさんあります。家事、育児、仕事、夢に向かってのチャレンジも健康な心と体があってこそ。読者の皆さまには一人ひとりが自分本来の美しさ、本来の自分が持っているパワーに気づき、それぞれが輝いてほしい。たった一度きりの人生を、後悔のないように生きてほしい。そして、自分だけではなく、周りの人達にも、食事改善をもっと楽しく、身近に簡単にできることを伝えていってほしい。そう願って、私はこれからも発信を続けていきたいと思っています。

本書を通じて、皆さまの食事改善がもっと楽しく、身近なものとなりますように。そして、自分らしい生き方で理想の生活を手に入れることができますように――。

心も体も元気になって
笑顔あふれる
生活に変えましょう！

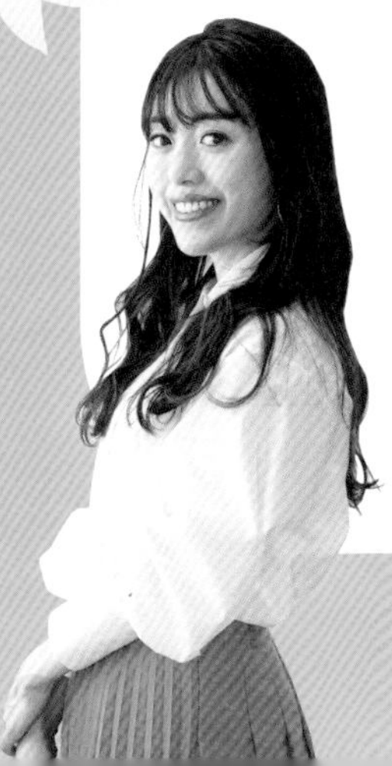

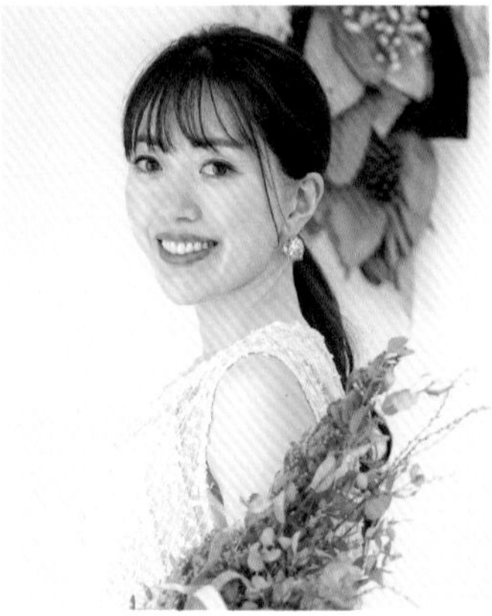

著者　松田 リエ（まつだ りえ）

看護師・保健師・ダイエット講師。Belle Lus株式会社代表取締役。BelleLifeStyle協会代表理事。1986年生まれ。2児のママ。看護師としてがん患者のケアを担当後、保健師として成人の健康教育やメタボリックシンドローム、糖尿病患者への保健指導を行う。
自身が食生活だけで12kgやせた経験を生かし”食べやせダイエット”専門講師として起業し、受講生2000名をダイエット成功に導く。YouTubeチャンネルやAmebaブログ、SNSでダイエットに関する情報を発信。著書に『ずぼら瞬食ダイエット』（小学館）、『1日1杯でデブ味覚をリセット! やせ調味料ダイエット』（マガジンハウス）などがある。

Instagram ： @matsuda_rie8
YouTube ： 松田リエ||おうちで食べ美
LINE ：

本文デザイン	松本敦子	**料理・スタイリング**	高橋ゆい
カバーデザイン	松浦 豪	**調理アシスタント**	紺野理奈、瀧原櫻、宮城紗津貴
編集協力	田尻彩子、横沢ひかり（モッシュブックス）	**協力**	一般社団法人BelleLifeStyle協会 Belle Lus株式会社
撮影	平松唯加子	**画像提供**	寿物産株式会社 ハイ食材室 日本食品製造合資会社 有限会社エルフィン・インターナショナル さとの雪食品株式会社
料理監修・栄養計算	尾形明莉（管理栄養士）		
イラスト	今井夏子		

ずぼらに健康《けんこう》、やせ体質《たいしつ》！
瞬食《しゅんしょく》オートミールダイエット

2023年4月25日発行　第1版

著　者　松田リエ
発行者　若松和紀
発行所　株式会社 西東社
〒113-0034　東京都文京区湯島2-3-13
https://www.seitosha.co.jp/
電話　03-5800-3120（代）
※本書に記載のない内容のご質問や著者等の連絡先につきましては、お答えできかねます。

ISBN 978-4-7916-3224-4